7–9

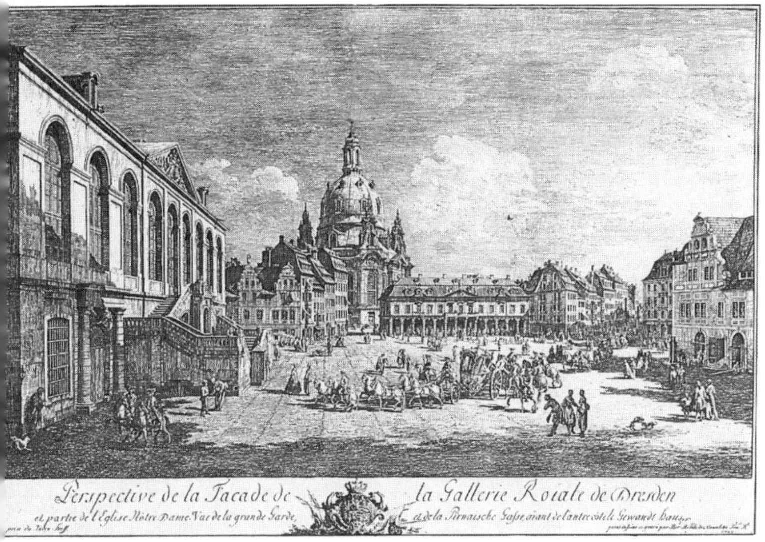
Perspective de la Facade de la Gallerie Roiale de Dresden
et partie de l'Eglise Nôtre Dame. Vue de la grande Garde, et de la Pirnaische Gasse, aiant de l'autre côté le Gewandt haus.

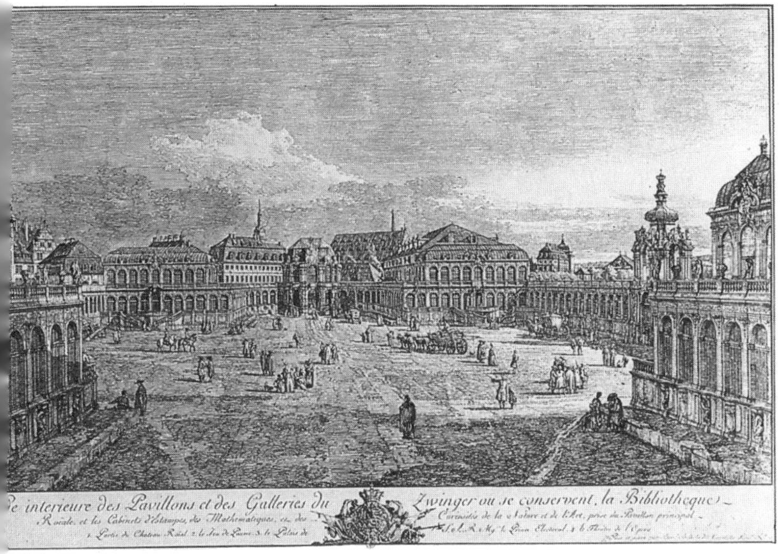
de interieure des Pavillons et des Galleries du Zwinger ou se conservent, la Bibliotheque
Roiale, et les Cabinets d'Estampes, des Mathematiques, et des Curiosités de la Nature et de l'Art, prise du Pavillon principal

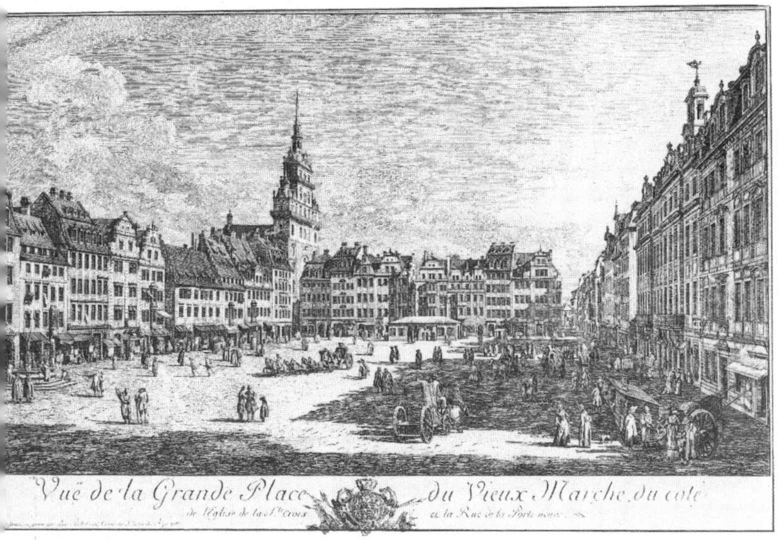
Vuë de la Grande Place du Vieux Marche, du cote
de l'Eglise de la S.te Croix et la Rue de la Porte neuve.

10–12

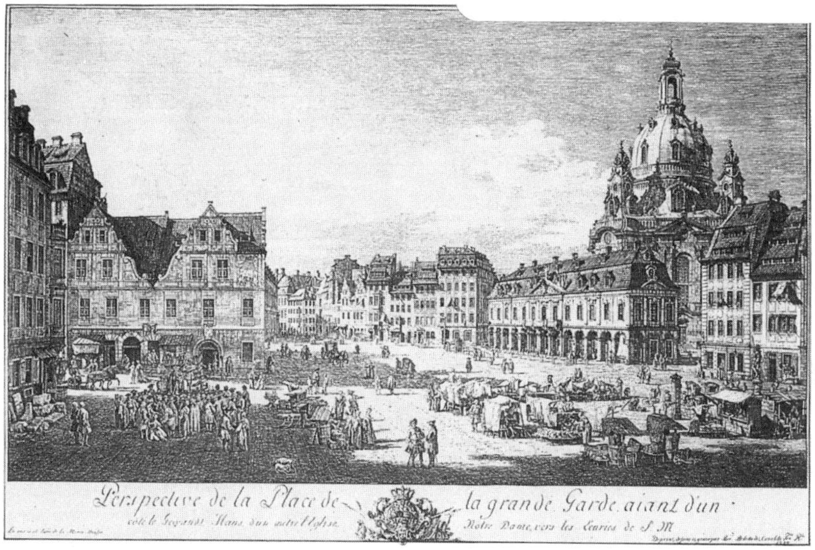
Perspective de la Place de la grande Garde, aiant d'un
cote le Gewandt Haus, d'un autre l'Eglise Notre Dame, vers les Ecuries de S. M.

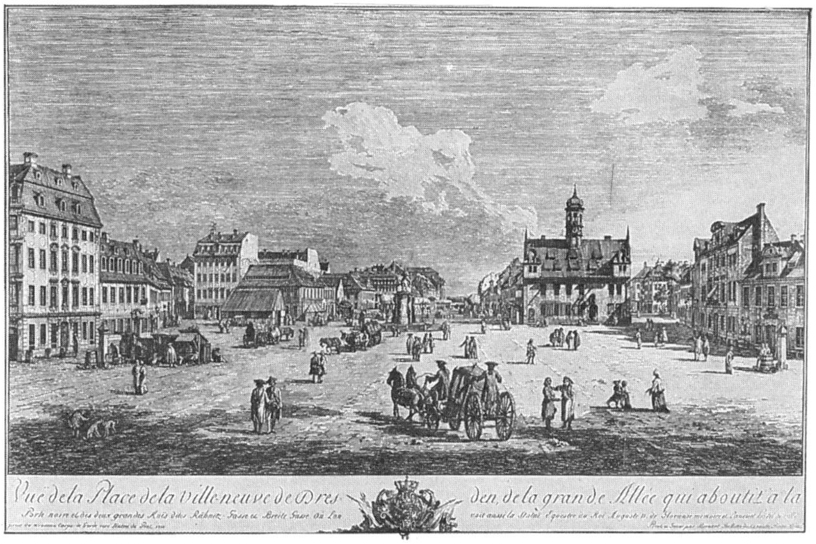
Vue de la Place de la ville neuve de Dresden, de la grande Allée qui aboutit a la

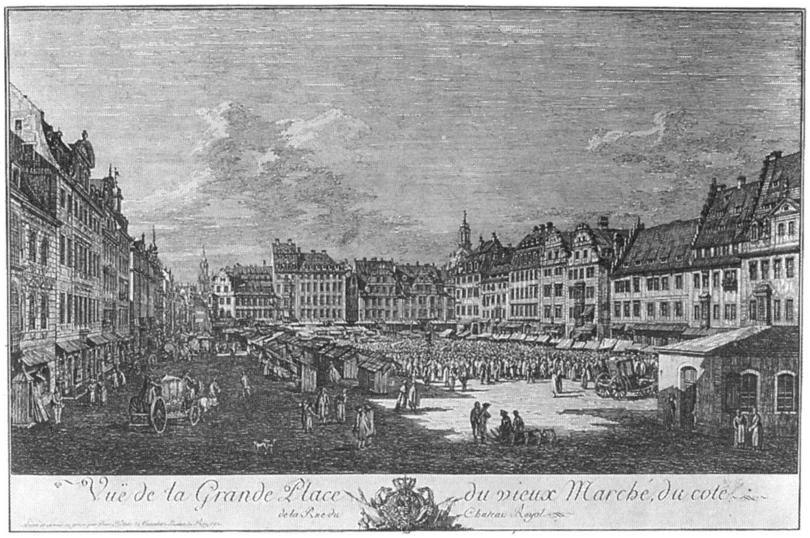
Vuë de la Grande Place du vieux Marché, du coté
de la Rue du Chateau Royal

1789 KOEHLER & AMELANG 1806 · LEIPZIG ·

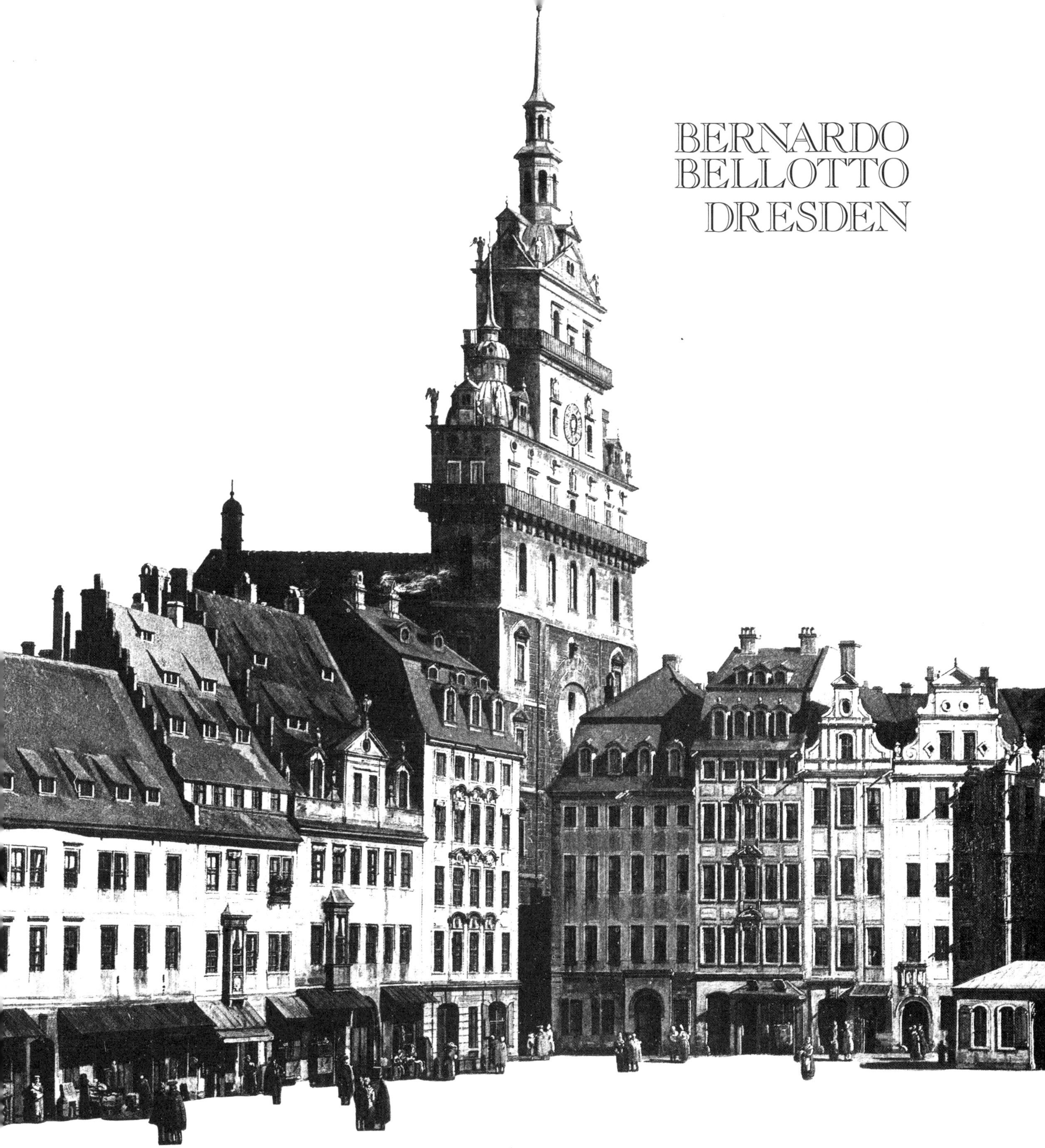

BERNARDO BELLOTTO DRESDEN

Ufermauer in Malchin i. M.

Aktiengesellschaft für Hoch- und Tiefbauten vorm. Gebr. Helfmann in Frankfurt a. M.

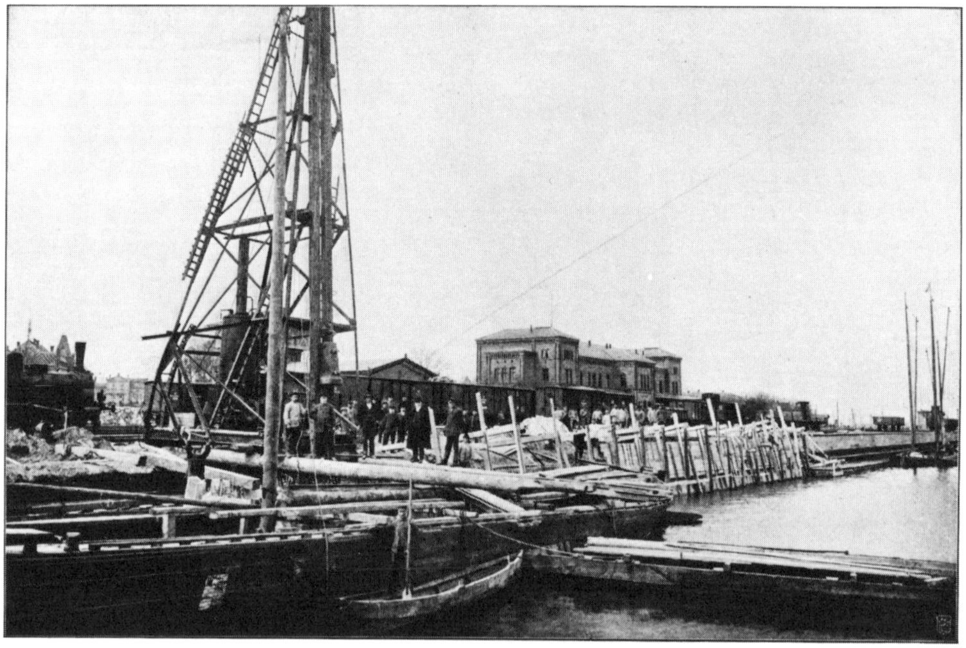

Die Ufermauer während der Bauausführung. Hinten rechts sieht man ein Stück ausgeschalte, fertige Mauer, während dieselbe sich vorn noch in der Schalung befindet.

Am 21. September 1990 gab HOCHTIEF bekannt, in Leipzig ein Bürohaus mit sechs Geschossen und 6100 Quadratmetern Nutzfläche für einen privaten Investor zu bauen. Dieser Meldung kam eine große Bedeutung zu: Noch vor der Vereinigung am 3. Oktober 1990 hatte HOCHTIEF als großes westdeutsches Bauunternehmen einen Auftrag von privater Hand erhalten.

Wie so oft in der 115jährigen Firmengeschichte hatte HOCHTIEF rechtzeitig die Initiative ergriffen: Ein Vierteljahr vor dem Auftrag hatten wir bereits eine Projektbetreuungsgesellschaft in Leipzig gegründet. Außerdem unterhalten wir dort ein technisches Büro, das sich vor allem mit Aufgaben des Umweltschutzes beschäftigt.

Damit knüpfen wir an eine Tradition an, die trotz der Enteignung unserer Niederlassung in Halle und Auflösung unserer Zweigstellen in Leipzig und Magdeburg 1948 noch nicht endgültig untergegangen war. Mit dem Bau der Werrabrücke bei Wartha beispielsweise haben wir 1981 – 1983 dazu beigetragen, die Infrastruktur der DDR zu verbessern. Pionierarbeit auf dem Gebiet des Umweltschutzes leisteten wir 1987 – 1988 durch unsere Beteiligung am Bau der Verbrennungsanlage für Sonderabfälle in Schöneiche. Bis zum 3. Oktober 1990 bildeten Aufträge dieser Art jedoch die Ausnahme.

Was ein neuer Anfang bedeuten kann, formulierte vor mehr als 2000 Jahren der römische Schriftsteller Horaz im ersten Buch seiner Episteln: *„Dimidium facti, qui coepit, habet."* In deutscher Prosa lautet dieser Vers: *„Wer begann, der hat schon halb vollendet."* Diese Sentenz stimmt uns zuversichtlich. Denn wir haben bereits mit der Arbeit begonnen. Ob wir damit, wie Horaz sagt, bereits die Hälfte geschafft haben? Vollenden bedeutet im deutschen Sprachgebrauch nicht nur abschließen, sondern auch weiterentwickeln und vervollkommnen. Diese Aufgabe begleitet nicht nur den einzelnen persönlich und beruflich sein Leben lang. Sie stellt sich jeder Generation neu.

Dafür mögen August der Starke, sein Sohn Friedrich August und der Venezianer Bernardo Bellotto zeugen, die jeder auf seine Weise Großes begonnen und vollendet haben. Bellotto ist von dem Bruder seiner Mutter, Giovanni Antonio Canal, in dessen Haus und Werk-

Unterführung der Sonnewalderstraße in Finsterwalde.

Aktiengesellschaft für Hoch- und Tiefbauten vorm. Gebr. Helfmann in Frankfurt a. M.

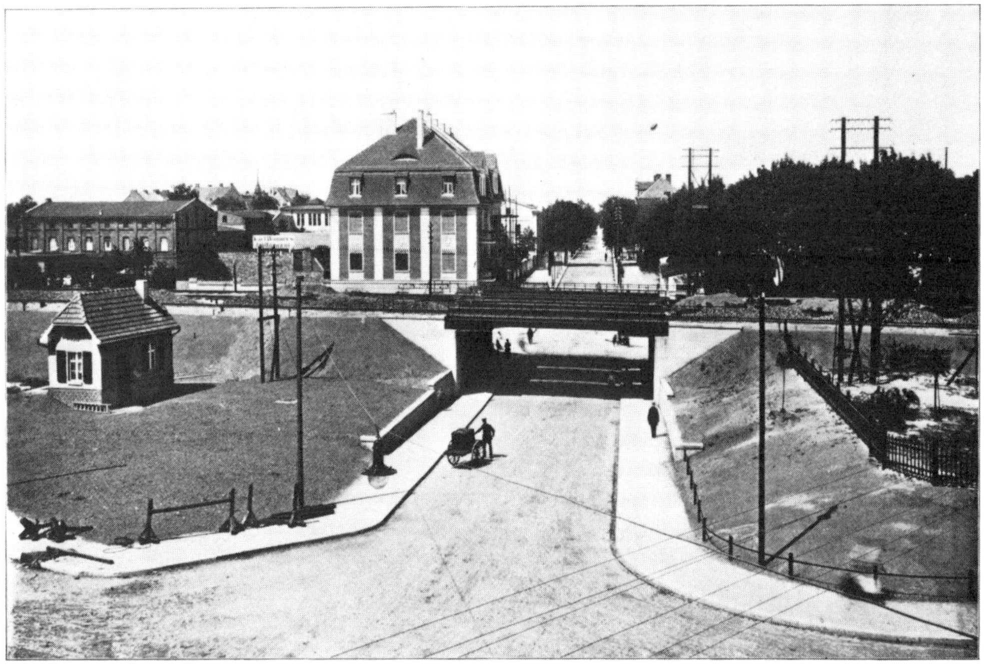

Errichtet 1911 für die Kgl. Eisenbahnbauabteilung Halle nach eigenem mit einem Geldbetrag prämiierten Entwurf. Die Straßenkrone der Unterführung liegt unter dem Grundwasserspiegel und ist einschl. der Rampen gegen Grundwasser gedichtet.

statt geholt worden. In dieser venezianischen *bodegha* lernte er die Kunst der Vedutenmalerei vom ersten Meister seines Faches. Der junge Bellotto identifizierte sich soweit mit seinem berühmten Onkel, daß er sogar dessen Beinamen Canaletto übernahm. Dabei dürfte er durchaus auch an die finanziellen Vorteile gedacht haben, die dieser Name ihm einbringt. Das führt zu manchen Verwirrungen durch Verwechselung.

August der Starke hegte eine besondere Vorliebe zu Venedig. Nach venezianischem Vorbild wollte er Dresden umgestalten. Die Elbe mit ihren zahlreichen Windungen konzipierte er als zweiten Canale Grande. Sein Sohn Friedrich August II. führte die Vorliebe zu Italien weiter. Er holte zahlreiche Künstler aus diesem Land nach Dresden, darunter auch den jungen Canaletto. Dessen Veduten Dresdens wirken beispielhaft schön. Diese Schönheit ist verloren und kann so nicht wiederhergestellt werden. Anders als im Falle Warschaus, wo Bellottos Veduten als Vorbilder der Restaurierung und Rekonstruktion dienten, fehlt in Dresden die historische Bausubstanz.

Zuerst wird ein Bauwerk geplant und errichtet, erst dann gemalt. Gleichsam als Mahnung, bei aller Liebe zur *bellezza,* diese Wahrheit nicht aus den Augen zu verlieren, mag das Bild der zusammengestürzten Kreuzkirche dienen.

Der Aufbau der neuen Bundesländer bedeutet eine große Herausforderung: Wohnungen müssen gebaut und erneuert werden. Es gilt, Produktionsanlagen zu schaffen, die den heutigen Ansprüchen der Arbeitssicherheit und des Umweltschutzes entsprechen. Die Verbesserung der Verkehrswege und der Umweltqualität sind weitere wichtige Aufgaben, denen wir uns stellen.

Bauen heißt, den Menschen zu dienen. Unsere Arbeit trägt dazu bei, die Lebensqualität zu erhöhen. Das beweisen unsere Projekte in vielen Ländern und Erdteilen. Im Bewußtsein der Verantwortung gegenüber den Menschen und der Natur wird HOCHTIEF in den kommenden Jahren seinen Teil dazu beitragen, um die anstehenden Aufgaben zu bewältigen: Wir blicken mit Zuversicht in die Zukunft.

Essen, im Dezember 1990

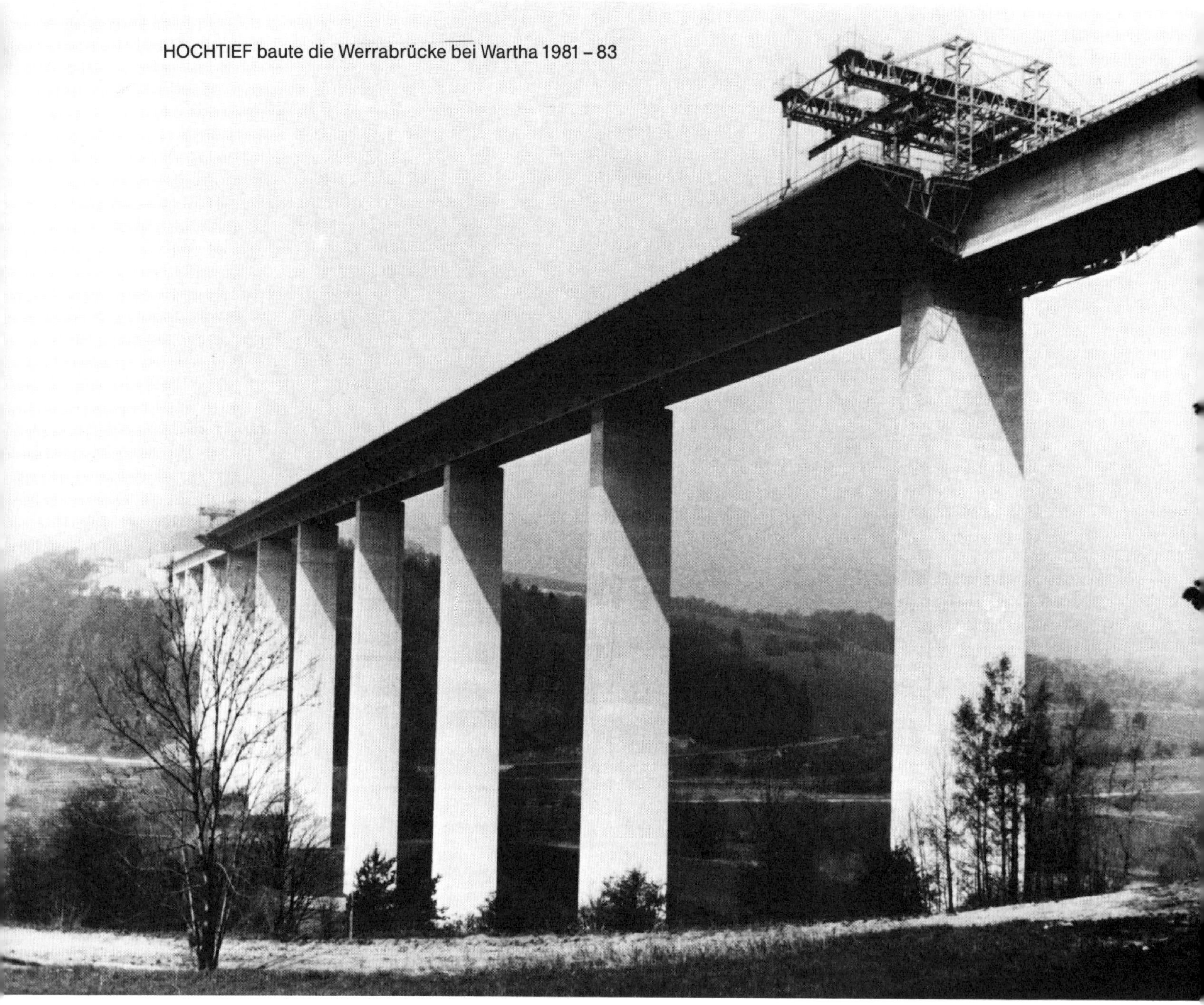

BERNARDO BELLOTTO
genannt Canaletto

DRESDEN IM 18. JAHRHUNDERT

Fritz Löffler

Koehler & Amelang
Leipzig

Löffler, Fritz:
Bernardo Bellotto genannt Canaletto: Dresden im 18. Jahrhundert/
Fritz Löffler. – 3. Aufl. – Leipzig: Koehler & Amelang, 1991. –
113 S. : 76 Abb. (überwiegend farb.) ; 27 cm

ISBN 3-7338-0072-9

DEN WAHLDRESDNERN

SR. EXZELLENZ
DEM HOCHWÜRDIGSTEN HERRN ALTBISCHOF
GERHARD SCHAFFRAN
VON DRESDEN–MEISSEN
IN VEREHRUNG

GENERALMUSIKDIREKTOR
PROFESSOR OTMAR SUITNER
IN DANKBARKEIT

DR. ELISABETH HÜTTER
FÜR 25 JAHRE GEMEINSAMER ARBEIT
IN DER DENKMALPFLEGE

PROFESSOR DR. DR. DR.H.C.
HEINZ-EGON KLEINE-NATROP†
IN FREUNDSCHAFT

GEWIDMET

Bernardo Bellotto, Neffe und Schüler des venezianischen Vedutenmalers Giovanni Antonio Canal, von dem er auch den Beinamen Canaletto übernahm, stand in der kunstgeschichtlichen Bewertung lange Zeit im Schatten seines berühmten Onkels. Bis in die ersten Jahrzehnte des 20. Jahrhunderts hinein beruhte sein Ansehen vornehmlich auf seinen topographischen Dokumentationen, und zwar vor allem Dresdens. Seine malerischen Qualitäten wurden dabei im Zeitalter des Impressionismus wenig beachtet. Eine neue Situation trat ein, als nach der Wiedererrichtung Polens die Veduten der Hauptstadt Warschau in einen weiteren Gesichtskreis traten. 1936 veröffentlichte Allwill Fritzsche seine Forschungsergebnisse, ohne eines der Gemälde der von Kaiserin Katharina II. erworbenen Serie des Grafen Brühl gesehen zu haben, die erst nach 1945 aus der Sowjetunion in die Ausstellungen gelangten.

Das Interesse an den Gemälden wurde erneut erhöht durch zwei furchtbare Ereignisse: die Zerstörung Warschaus und Dresdens während des zweiten Weltkrieges. Einmal dienten die Gemälde zunächst der Erhaltung der Erinnerung an das großartige 18. Jahrhundert beider Städte. Zum anderen bildeten sie die Grundlage zum Wiederaufbau Warschaus, als man sich entschloß, die Rekonstruktion der Stadt nach den Gemälden Bellottos vorzunehmen. Dieser Entschluß wurde dann auch konsequent durchgeführt – eine einmalige Großtat der Denkmalpflege, die zur Wiederherstellung Warschaus verhalf.

Neben diesem aktuellen Geschehen begann eine neue systematische kunsthistorische Erforschung auch des gesamten in aller Welt verstreuten Œuvres. Das überragende Verdienst hierfür kommt vor allem den italienischen und den polnischen Kunsthistorikern zu. Zwei Namen seien hier hervorgehoben, der des Italieners Rodolfo Pallucchini und der des Polen Stefan Kozakiewicz, dem wir auch das Standardwerk über Bellotto verdanken, auf dem jede Betrachtung fußen muß.

In einer Reihe umfassender Ausstellungen – in Venedig 1955, in Dresden 1963, in Warschau 1964, in Krakau und Wien 1965, in Essen 1966 – war es dann nicht nur den Fachgelehrten möglich, die Originale zu vergleichen und zu studieren, sondern das Werk konnte auch einem großen Kreis von Besuchern bekanntgemacht werden. Die Ausstellungen dienten zugleich dem Ruhm der dargestellten Städte Venedig, Dresden, Wien, München und Warschau. Umfangreiche Katalogwerke mit einführenden Texten erläuterten die Gemälde. Neben der Dokumentation der Architektur dieser Städte und ihres kulturellen Lebens um die Mitte des 18. Jahrhunderts war es jetzt vor allem auch die Entdeckung der malerischen Qualitäten Bellottos, besonders die seiner Landschaften, die manche malerischen Errungenschaften aus dem 19. Jahrhundert, wie die der Schule von Barbizon, vorwegnahmen.

Auch im Vergleich mit den Werken der venezianischen Vedutenmalerei des 18. Jahrhunderts, bei der man Bellotto stets hinter seinem Onkel Giovanni Antonio Canal als eine zweite Kraft einzuordnen pflegte, erfuhr er jetzt nach der Möglichkeit der umfassenden Kenntnisnahme seines Malwerkes aus verschiedenen Perioden eine neue und erhöhte Würdigung. Das geschah zuletzt in der durch Pietro Zampetti im Dogenpalast in Venedig durchgeführten Ausstellung «I Vedutisti Veneziani del

Settecento». Die hier aus der ganzen Welt zusammengetragene hervorragende Übersicht über die Meisterwerke der Vedute des 18. Jahrhunderts vermittelte ein neues Bild von der selbständigen Leistung Bernardo Bellottos. Rodolfo Pallucchini bezeichnete ihn jetzt als einen der größten Maler des venezianischen Settecento neben Sebastiano Ricci, Giambattista Piazzetta, Giambattista Tiepolo, Pietro Longhi, Giovanni Antonio Canal und Francesco Guardi. J. G. Links schrieb im Burlington Magazine, daß der Besuch dieser Ausstellung allein schon gelohnt hätte, wenn hier nur die Dresdner Bilder Bellottos zu sehen gewesen wären.

DIE ANFÄNGE DER DRESDNER STADTBILDDARSTELLUNG

Die Darstellung der Dresdner Stadtvedute reicht bis in die Mitte des 16. Jahrhunderts zurück. Es waren die Jahre, in denen Herzog Moritz nach der Schlacht von Mühlberg die Kurwürde für die albertinischen Wettiner erwarb und Dresden zur Metropole der protestantischen Welt aufstieg. Diesem politischen Aufstieg folgte der wirtschaftliche und kulturelle mit dem großartigen Ausbau der Festung und der Erweiterung des Schlosses nach Westen. Damals, um 1565, stach der Flame Heinrich van Cleef (1525–1589) die zweite Ansicht von Dresden. Er wählte sich hierzu einen Standpunkt elbabwärts, von der später Neustadt genannten Seite aus, etwa auf der Höhe des späteren Japanischen Palais. Er stach bereits die in den folgenden Jahrhunderten für die Dresdner Vedute charakteristisch gewordene Ansicht mit dem Fluß, der damals noch zinnenbekrönten Elbbrücke, den modernen, nach italienischen Vorbildern geschaffenen Festungsanlagen und dem weiten Schloßkomplex mit dem jetzt in der Mitte gelegenen Hausmannsturm sowie der breiten hohen Turmfront der Kreuzkirche, die bis zu ihrer Zerstörung im Jahre 1760 ein Wahrzeichen der Stadt geblieben ist.

Bereits vor ihm hatten die Brüder Benedetto (1525–1572) und Gabriele (1523–1583) Tola aus Brescia, die ersten Italiener, die in Dresden als Musiker und Maler wirkten, eine Stadtansicht geschaffen, die Franz Hogenberg (vor 1540–1590) für Brauns «Civitates Orbis Terrarum» 1572 stach. Sie sahen Dresden aber von der linkselbischen Seite oberhalb der Stadt, der sogenannten Pirnaischen Vorstadt, aus. Der östliche wie nördliche Teil des mächtigen Festungswerkes mit seinen Bastionen und wieder Schloß und die überragende Kreuzkirche akzentuierten sein Stadtbild. Der italienische Maler überschritt zum ersten Male auch die Brücke und stellte die Altendresdener gotische Dreikönigskirche in die Mitte einer bescheidenen Anlage bürgerlicher Bauten. Matthäus Merian (1593–1650) stach dann für die 1650 erschienene «Topographia Superioris Saxonia» die klassische Ansicht Dresdens. Etwa vom Rathausturm am Markt von Altendresden aus gesehen, überfliegt der Blick den Fluß mit der Brücke und legt das gesamte Elbpanorama mit seiner aufsteigenden Festung von der Jungfernbastei mit dem eben entstandenen Lusthaus bis westlich über die Festung hinaus bis zur Mündung der Weißeritz frei. Eine zweite Ansicht stach er vom Westen der Altstadt her mit der Mündung der Weißeritz. Für beide Blätter hat er das Zeichnungswerk des Oberlandbaumeisters Wilhelm Dilich (1571–1655) geplündert, das im Auftrag des Kurfürsten entstanden und bereits 1628 vollendet worden war. Ihm folgte noch Johann Jakob Schollenberger mit seinem Stich in der Weckschen Chronik der Stadt von 1679.

Diese bescheidenen, trotz mancher Mißverständnisse im Detail doch wesentlich exakten Darstellungen nicht ansässiger Künstler erfuhren 1717 mit der Berufung Johann Alexander Thieles (1685–1752) zum Hofmaler der Kurfürsten Friedrich August I., als König von Polen August II., der Starke, genannt, und später seines Sohnes eine Deutung und Höhung voll barocken Pathos und Kulissenreichtums. Blieben die frühen Stiche und Zeichnungen einfache und billige Situationsberichte, so dienen die barocken, aufwendigen, großformatigen und der Phantasie Spielraum lassenden Ölbilder, wie die «Ansicht von Dresden mit der Augustusbrücke», der Repräsentation ihrer Auftraggeber. Doch hat Thiele auch einige seiner reich staffierten Gemälde wie zum Beispiel «Dresden aus dem Pieschener Winkel gesehen» von 1723 ebenso wie später Bellotto zur weiteren Verbreitung in einen Stich umgesetzt.

DIE VENEZIANISCHE VEDUTE UND DER JUNGE BELLOTTO

Johann Alexander Thiele war alt geworden und mußte durch einen Nachfolger ersetzt werden. Seine Kunst schien zudem überholt und nicht mehr geeignet, die neuen baulichen Herrlichkeiten mit der entsprechenden Präzision der Venezianer zu dokumentieren. Es war das jetzt eine Aufgabe der realistischen Vedute des Spätbarock geworden, wie sie sich in Rom und vor allem seit einigen Jahrzehnten besonders in Venedig so reich entfaltet hatte.

Die einzigartige Stadt an der Adria, das Einfallstor des Ostens nach Europa, hatte sich vor allem seit ihrem beginnenden politischen Niedergang zum Mittelpunkt einer Fremdenindustrie entwickelt. Fast ein halbes Jahr dauerte der Karneval mit seinen Maskeraden, die kirchlichen wie weltlichen Feste nahmen kein Ende. Zu Venedigs aus dem Wasser aufsteigender Traumarchitektur, die nicht mehr von dieser Welt zu sein schien, nach Kosmopolis, nach der «Glücksinsel», wie die Schriftsteller sie nannten, oder noch poetischer, «il sorrizzo del mondo», strömten die bildungs- wie amüsierhungrigen Besucher der Alten Welt.

Vor allem für diesen Fremdenstrom hatte sich eine Luxusindustrie entwickelt, in der charakteristischerweise das zerbrechliche Glas mit Spiegeln und Lüstern aus Murano sowie die zarten Spitzengebilde aus Burano zu besonderer Wertschätzung gelangten. Aber auch die Malerei Venedigs erlebte weiterhin eine Blütezeit, nachdem schon im 17. Jahrhundert im übrigen Italien die schöpferischen Kräfte nachgelassen hatten. Doch es war nicht mehr die große Thematik, wie sie auch der Ruhm der klassischen venezianischen Malerei von den Bellinis zu Giorgione, zu Tizian und Tintoretto, um nur einige glanzvolle Namen zu nennen, ausmachte. Es war jetzt die Vedute der Stadt. Die Gestaltung der Vedute war durchaus nicht neu, und schon Vittore Carpaccio hatte als Hintergrund seiner «Legende der heiligen Ursula» zwischen 1490 und 1495 das Stadtbild mit dem Leben Venedigs geschildert. Es war dort wesentlich Staffage, Hintergrund der eigentlichen Ereignisse, geblieben.

Seit der Mitte des 17. Jahrhunderts verselbständigte und entwickelte sich dieser weltliche Hintergrund in einem eigenen neuen Bildgenre, der Vedute. Sie wurde zum Selbstzweck in einer Fremdenindustrie, bestimmt für private Liebhaber und noch kostbarer als Glas und Spitze. Mit diesen Veduten als «Souvenirs» konnten die Fremden in ihre Heimat zurückkehren. Ganze Werkstattbetriebe mit Meistern und Gehilfen waren ausschließlich mit der Malerei dieser Veduten beschäftigt. Die Herstellung erfolgte kaum mehr in Einzelstücken, es wurden ganze Serien mit den entsprechenden Repliken angefertigt.

Ein Deutscher, Josef Heinz, um 1600 in Augsburg geboren, der 1625 in die Lagunenstadt kam, wurde zum eigentlichen Initiator dieser Kunstgattung, die sich selbständig gemacht hatte. Ihm folgte der 1653 geborene Holländer Gaspare van Wittel, als Venezianer Vanvitelli genannt, der die bürgerliche Malerei der niederländischen Kleinmeister des 17. Jahrhunderts in die venezianische Vedute einbrachte. In Venedig war es dann Luca Carlevarijs, der sie um 1700 zur Reife brachte.

Der bedeutendste Vedutenmaler der ersten Hälfte des 18. Jahrhunderts und Träger des bekanntesten Namens ist der 1697 in Venedig geborene Giovanni Antonio Canal genannt Canaletto. Wie sein Vater Bernardo war er zunächst Bühnenmaler. Er schuf das getreue realistische Städtebild, fern von der klassisch-historischen Gelehrsamkeit Giovanni Piranesis und der romantischen Ruinensentimentalität Marco Riccis, und führte es durch seine «sonnige, strahlende Malerei» (S. Kozakiewicz) auf den Höhepunkt.

Canal war kinderlos. So nahm er in seine Bodegha die beiden jüngeren Söhne seiner ältesten Schwester Fiorenza verehelichte Bellotto auf. Es waren das Bernardo und Pietro, von denen nur Bernardo durch sein Wirken in Dresden für diese Betrachtung unser Interesse gewinnt.

Bernardo Michiel wurde am 30. Januar 1721 geboren. Wie es üblich war, wird er schon als Knabe, etwa um 1735, in die Werkstatt des Onkels eingetreten sein. Von ihm übernahm er auch den Beinamen Canaletto, was in den folgenden Zeiten mancherlei Verwirrungen durch Verwechslungen stiftete. Um 1740 war wohl seine Ausbildung abgeschlossen. Als er 1742 die erste überlieferte Reise nach Rom, Florenz und Lucca unternahm, wird er im Alter von knapp 22 Jahren ein fertiger Meister gewesen sein. Auch die weiteren Reisen sind anhand seiner Gemälde nachweisbar. 1744 ist er in der Lombardei für den Grafen Simonetta tätig, 1745 malt er am königlichen Hofe in Turin für Carl Emanuel III. von Sardinien. Kleine Reisen führten ihn von dort nach Padua und Verona. Zu dieser Zeit findet sich auch zum ersten Male die Signatur Canaletto.

Als Giovanni Antonio Canal auf Einladung des englischen Konsuls im Mai 1746 nach England ging, überließ er seinem Neffen Bernardo die Werkstatt. Doch diese Tätigkeit blieb nur ein vorübergehendes Ereignis, denn noch am Ende des gleichen Jahres 1746 erhielt dieser die Einladung an den Hof Augusts III. nach Dresden. Er nahm die Einladung an, und bereits im Sommer des Jahres 1747 traf er mit seiner Frau Maria und seinem dreijährigen Sohn Lorenzo in Dresden ein.

VENEDIG UND DRESDEN

Die wechselseitigen Beziehungen zwischen Venedig und Dresden lassen sich bis zur Mitte des 17. Jahrhunderts zurückverfolgen. Wolf Caspar von Klengel (1630–1691) stand im Dienste der venezianischen Republik, bevor er 1656 als Oberlandbaumeister und Nachfolger Wilhelm Dilichs von Kurfürst Johann Georg II. nach Dresden zurückberufen wurde. Er war es auch, der den jungen August den Starken später in die Architektur einführte und als oberster Chef nicht nur die kurfürstlichen Großbauten, sondern auch die städtebaulichen Planungen für die spätere Königstadt-Neustadt entwarf und leitete. Nur wenig später ging der Bildhauer Melchior Barthel (1625–1672) nach Venedig. Hier schuf er unter anderem gemeinsam mit dem Architekten Baldassare Longhena in der Kirche Santa Maria Gloriosa dei Frari das Grabmal des Dogen Giovanni Pesaro. 1670 kehrte er «aus Liebe zu seinem Vaterlande» nach Dresden zurück, wurde durch Klengel Johann Georg II. vorgestellt und anschließend zum Hofbildhauer ernannt. Er soll auch einen Schüler, einen geborenen Venezianer, mitgebracht haben.

Durch August den Starken wurden die Beziehungen des Hauses Wettin zur Lagunenstadt auch persönlich aufs engste geknüpft. August weilte bereits als Kurprinz im Alter von 19 Jahren in Venedig. 1712, 1715 und 1717 folgten weitere Besuche des nunmehrigen Kurfürst-Königs. Damals saß er Rosalba Carriera zu einem Bildnis und kaufte die mehr als 50 Pastelle, die heute noch zu dem kostbaren Besitz an venezianischen Werken der Staatlichen Kunstsammlungen Dresden zählen.

Nach seiner Thronbesteigung, als die Wirren des Nordischen Krieges mit ihren Folgen nach dem Frieden von Altranstädt (1706) überwunden waren, suchte er in Dresden, der Stadt mit ihrer einzigartigen Lage am Strom, Venedig nach seinen Vorstellungen architektonisch nachzugestalten. Die Elbe mit ihrer Bogenführung, an beiden Ufern bebaut, wurde als ein zweiter Canale Grande konzipiert. Die von Matthäus Daniel Pöppelmann (1662–1736) und Johann Gottfried Fehre (1685–1753) erneuerte und erweiterte Elbbrücke, nunmehr Augustusbrücke genannt, wurde mit ihrer noblen Krümmung zum «Sächsischen Rialto», der die linkselbische mit der rechtselbischen Stadt verband. Vor den Schlössern zwischen Pillnitz, dem ehemals Holländischen, nunmehr Japanischen Palais, und dem Schloß Übigau ließ August Hafenanlagen mit eleganten Treppenführungen und teilweise plastischem Schmuck zum Anlegen der Prunkgondeln errichten.

Diese im Gondelhafen unterhalb der Jungfernbastei stationierten Prunkgondeln waren venezianischer Herkunft. So entwarf Alessandro Mauro 1716 eine Galeere «La Chine», die Lorenzo Zucchi auf einem Stich festgehalten hat. Alessandro und sein Bruder Girolamo kamen dann 1718/19 selbst in die Stadt, um das neue Opernhaus Pöppelmanns hinter dem Zwinger auszustatten. Mit einem in Dresden gebauten «Bucentoro» holte August 1719 seine kaiserliche Schwiegertochter, die Erzherzogin Maria Josepha, von Pirna nach Dresden ein. Der Schiffsingenieur Giulio Papete, früher an der Staatswerft der venezianischen Republik tätig, wirkte durch viele Jahre am sächsischen Hofe. Mit diesen Requisiten feierte man «Venezianische Nächte» mit Lampions und Feuerwerk zu Wasser und zu Lande. Ebenso wechselten die wochenlang andauernden Fastnachtsmaskeraden und Mummereien allenorts miteinander ab.

Die Veranstaltungen beim Besuch des dänischen Königs und Vetters von 1709 und die Hochzeit des Kurprinzen mit der Erzherzogin Maria Josepha zehn Jahre später sind uns mit ihren glanzvollen Ereignissen in Zeichnungs- und Stichfolgen erhalten geblieben. «August liebte es, das Maskengewühl Venedigs zu kopieren», schrieb der Chronist Lindau nach einer Aufzählung all dieser Ereignisse. Die Nennung des Theaterpersonals, der Sänger und Musiker, die im Zeitalter Augusts des Starken aus Venedig nach Dresden kamen, würde den Rahmen dieser Ausführungen sprengen. Doch ein Maler möge noch genannt sein, der in ganz Europa tätige Giovanni Antonio Pellegrini, der Schwiegersohn der Rosalba Carriera. Er bemalte 1725 die Plafonds der Zwingerpavillons nach der Stadtseite für eine Riesengage und schuf auch das Altarblatt für die erste Katholische Hofkirche hinter dem Schloß, das heute den Hochaltar des Domes von Bautzen ziert.

Doch noch einmal zurück zur Architektur. Die Kuppel der Frauenkirche George Bährs (1666–1738) wölbte sich, wenn auch erst nach dem Tode Augusts des Starken vollendet, als eine zweite Santa Maria della Salute, nur wenig von der Elbe entfernt, über der Stadt wie eine Glocke und verlieh ihr das einmalige und unverwechselbare dominierende Gesicht, an dem in den folgenden zwei Jahrhunderten kein Maler der Stadtsilhouette mehr vorbeisehen konnte.

Der Sohn Augusts des Starken, mit dem gleichen Namen Friedrich August, wuchs zunächst in der mütterlichen und großmütterlichen Obhut auf dem Witwensitz der letzteren in Pretzsch an der Elbe fern von dem höfischen und gesellschaftlichen Treiben Dresdens auf. Kurfürstin-Königin Christiane Eberhardine, eine geborene Prinzessin von Brandenburg-Kulmbach, die «sächsische Betsäule», wie die fromme Gattin Augusts genannt wurde, die die Konversion ihres Mannes nicht mitvollzogen hatte, erzog mit ihrer dänischen Schwiegermutter den jungen Kurprinzen fest im protestantischen Glauben, bis ihn der Vater nach Italien schickte, um ihn für sein königliches Amt und seine Konversion vorbereiten zu lassen. Doch bald trat er dort zum katholischen Glauben über und wurde, wie seine spätere Gattin, ein treues Mitglied der römischen Kirche.

Kurfürst Friedrich August II., als König von Polen August III., besaß ein völlig anderes Temperament als sein Vater. Mit seiner Thronbesteigung nahm das rauschende, sich in der Öffentlichkeit abspielende barocke gesellschaftliche Treiben mit dem König als Mittelpunkt ein Ende. Er lebte mit seiner Frau und seiner großen Kinderschar völlig zurückgezogen und überließ die Regierungsgeschäf-

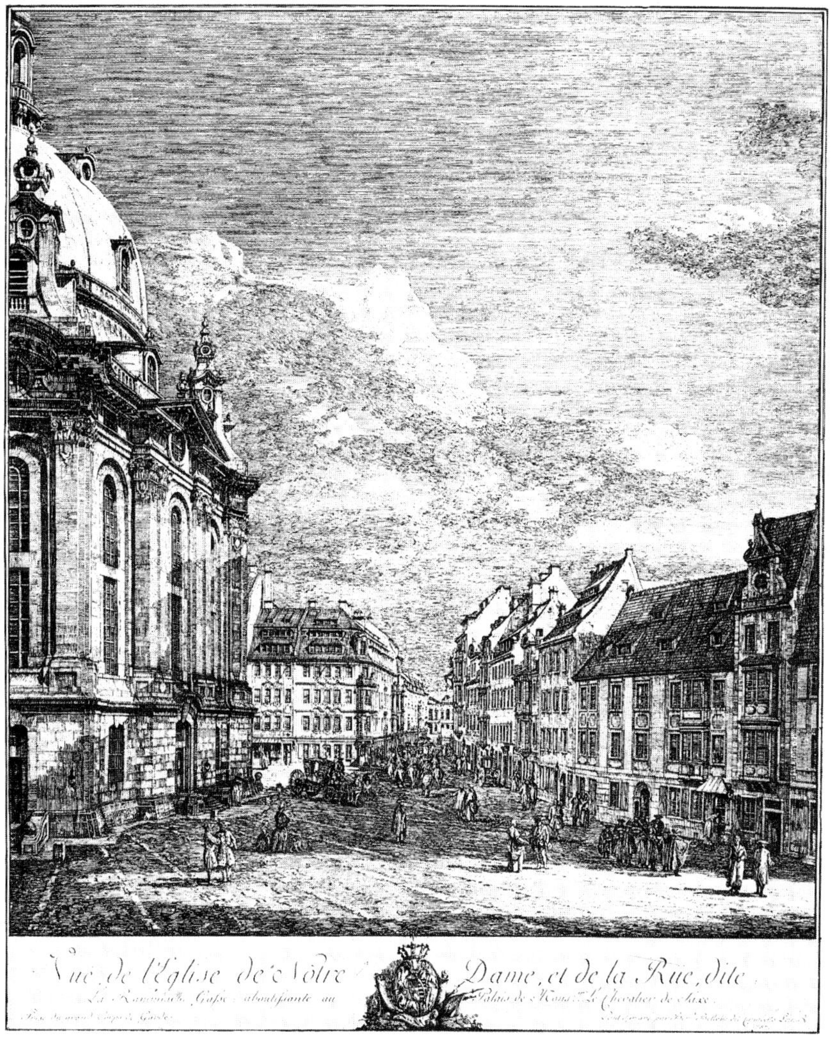

Die Frauenkirche und die Rampische Gasse
bis zum Kurländer Palais. 1757

te vor allem seinem Premierminister Heinrich Graf von Brühl, dessen Charakterbild noch immer in der Geschichte schwankt. Hatte August der Starke an seinen Hof vor allem auch französische Künstler gezogen, wie 1715 Louis de Silvestre als Hofmaler, der während seiner Dresdner Wirkungszeit mit Gattin und Sohn die höfische Gesellschaft im Porträt festhielt, bis er 1748 nach Paris zurückkehrte, so beschränkte sich die Gunst Augusts III. auf Italiener, vornehmlich auf Venezianer und auf Künstler der benachbarten Terra ferma.

Vor allem beherrschten die Italiener auch weiterhin das Theater, voran die Oper, wie die Kirchenmusik. Der «primo maestro di capella di S. M. il re di Polonia» und Komponist Johann Adolf Hasse (1699–1783) war zwar kein Venezianer, sondern in Bergedorf bei Hamburg geboren, aber in

Venedig ausgebildet. Die Primadonna der Oper, seine Gattin Faustina Bordoni (1700–1781), war aber gebürtige Venezianerin und die großartigste Vertreterin barocker Theaterkunst. Sie kamen gemeinsam 1731 nach Dresden und wirkten hier mit Unterbrechungen bis 1763. Das Dresdner Ensemble wird schon 1754 als «le plus parfait» gerühmt. Bühnenbau wie Theatermalerei lagen völlig in italienischen Händen. Andrea Zucchi (1679–1740) seit 1726, Johann Baptist Grone (1682–1748) bis 1748, Giuseppe Galli Bibiena aus Bologna (1696–1756) von 1747 bis 1753 und Giovanni Niccolo Servandoni (1695–1766) seit 1754 lösten einander ab. Grone malte sogar in der protestantischen Frauenkirche die Kuppel mit den Evangelisten und Tugenden aus. Den Höhepunkt der Invasion der Italiener aber erlebte Dresden mit dem Beginn des Baues der Katholischen Hofkirche nach der Berufung Gaëtano Chiaveris im Jahre 1736. Jetzt entstand hinter der Baustelle ein ganzes «italienisches Dörfchen».

War August der Starke ein großer Bauherr, so war August III. ein großer Sammler. Auch hier gehörte seine Liebe der italienischen Malerei. Einer seiner Cavalier-Agenten war der Graf Francesco Algarotti (1712–1764), der ihm vor allem auch den Ankauf von Werken venezianischer Künstler wie Giambattista Tiepolo (1696–1770) und Giambattista Piazzetta (1682–1754) vorschlug sowie Aufträge an diese vergab. Ebenso dienten die Malerbrüder Ventura und Lorenzo Rossi in Venedig als Agenten. Der Venezianer Pietro Guarienti erhielt den Posten eines Generalinspektors der Bildergalerie.

Carl Justi nannte das Dresden dieser Zeit «die erste Kunststadt Deutschlands, ja scheinbar eine in den Norden vorgeschobene Kolonie des Südens, Italiens selbst und seiner Künste», und Stefan Kozakiewicz bezeichnet August als den «größten Mäzen in den damaligen deutschen Landen».

ERSTER AUFENTHALT IN DRESDEN

Das Ansehen des jungen venezianischen Malers muß bereits bei seiner Ankunft in Dresden groß gewesen sein. Dafür spricht das außergewöhnliche Jahresgehalt, das der König ihm sofort bewilligte. Bellotto erhielt die höchste Dotierung von allen Künstlern, jährlich 1750 Taler. Fritzsche hat sie als eine «Stargage» bezeichnet. Ein Jahr später wurde Bellotto zum Hofmaler ernannt. Bei dieser Gelegenheit bekam er eine mit Brillanten besetzte Tabatiere mit nicht weniger als 300 Louisdors als Geschenk. Bei diesen hohen königlichen Gnadenbeweisen dürfte der Einfluß des Premierministers, Heinrich Graf von Brühl, nicht unbeteiligt gewesen sein, der als Oberkämmerer zugleich Direktor der Kunstgalerien und außerdem selbst ein leidenschaftlicher Sammler war. Bellotto verpflichtete sich dafür, Brühl von allen Gemälden, die er für den König schuf, Kopien zu liefern, für die der Maler 200 Taler pro Stück erhalten sollte. Aus der Klage, die er nach dem Tode Brühls gegen die Erben führte, wird ersichtlich, daß er auch diese verhältnismäßig bescheidene Summe nicht bekommen hat.

Die Wohnung Bellottos ist nicht genau bekannt. Wahrscheinlich hat er vom Beginn seines Aufenthaltes an in Dresden in der Pirnaischen Vorstadt gewohnt, wo er während des Siebenjährigen

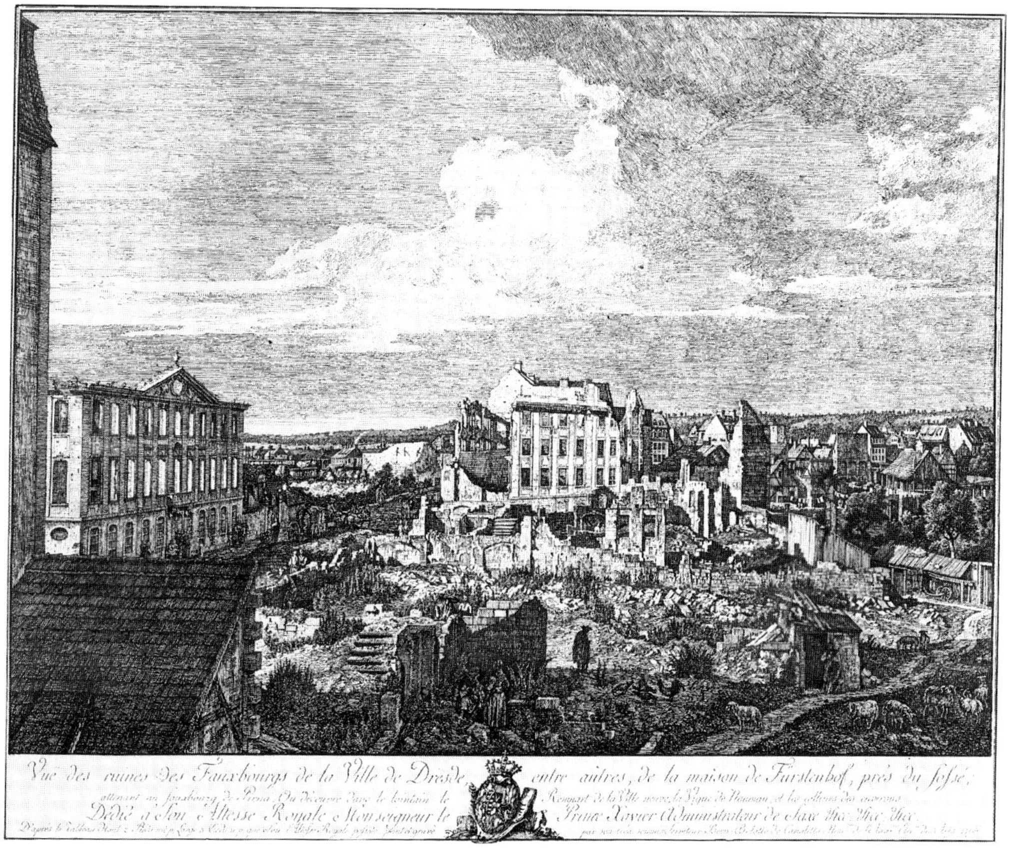
Vue des ruines des Fauxbourgs de la Ville de Dresde, entre autres, de la maison de Fürstenhof, près du fossé;

Die Pirnaische Vorstadt mit dem Palais Fürstenhoff
nach der Zerstörung von 1758. 1763

Krieges im Juli 1760 bei der Beschießung der Stadt durch die Preußen – es geschah während seiner Abwesenheit – ausgebombt wurde und fast sein ganzes Besitztum im Werte von 50000 Talern verlor. Unter den Verlusten befand sich der größte Teil seiner radierten Platten. Während seines ersten Aufenthaltes in Dresden, der bis 1759 dauerte, wurden ihm vier Töchter geboren, von denen bereits zwei als Kleinstkinder verstarben. Sie erhielten als Paten Mitglieder aus dem Königshaus und der Familie des Grafen Brühl, was ebenfalls für die hohe Wertschätzung Bellottos spricht. Alle diese Ehrungen machen verständlich, daß der junge Maler für seine Eitelkeit stadtbekannt war, wie sein Vater 1754 in einem Beschwerdeschreiben über seinen Sohn an den Grafen Brühl versicherte.

Der Anfang wird für Bellotto in Dresden nicht ganz leicht gewesen sein, da er wie sein römischer Landsmann Gaëtano Chiaveri, der Erbauer der Hofkirche, die deutsche Sprache nicht beherrschte und sie auch nur unvollkommen erlernte. Wir wissen, daß noch während seiner späteren Akademietätigkeit ihm sein Sohn Lorenzo als Dolmetscher diente. Doch was sich bei einem Architekten durch den Umgang mit Bauleuten so außerordentlich negativ ausgewirkt hatte, war bei dem Ein-Mann-Betrieb eines Malers von geringerer Wichtigkeit. Die italienischen Kollegen, allen voran seine venezianische Landsmännin, die Miniaturmalerin Felicità Sartori verehelichte Hoffmann († 1760), sowie die Maler Giovanni Battista Casanova (1728–1795) und Stefan Torelli (1712–1784), zu denen später noch Pietro Rotari (1707–1762) und Marcello Bacciarelli (1731–1818) kamen, werden ihm den Aufenthalt leichter gemacht haben. Es waren das nicht die einzigen italienischen bildenden Künstler in der Stadt. Johann Baptist Grone, Theatermaler und Freskant, hielt sich schon lange in Dresden auf, und Giuseppe Galli Bibiena war kurz vor ihm als Theaterarchitekt und Arrangeur von Festlichkeiten erschienen. Bellotto war ein gewandter Mann, der es gleich verstand, sich mit seinen deutschen Kollegen wie Johann Alexander Thiele, dessen Nachfolger er praktisch war, ebenso gut zu stellen wie mit Wilhelm Ernst Dietrich genannt Dietericy (1712–1774), der allerdings als eklektizistischer Nachfolger der Niederländer ein anderes Fach vertrat. Zu den Italienern kamen noch der Kupferstecher Lorenzo Zucchi (1704–1779), der Leibarzt der Königin, Philippo de Violante, und der Kastrat Niccolo Pozzi.

Dieses glanzvolle Leben in der Stadt nahm mit dem Ausbruch des Siebenjährigen Krieges im Jahre 1756 ein plötzliches Ende, als der König und Graf Brühl sich nach Warschau, der zweiten Hauptstadt der Wettiner, begaben. Mit dem Kriege begann auch der erste Abmarsch der internationalen Künstlerwelt aus Dresden. Bacciarelli ging mit nach Warschau, Rotari suchte in Sankt Petersburg (heute Leningrad) eine neue Wirkungsstätte. Es war aber auch eine Zäsur für das Schaffen und das persönliche Wohl Bellottos. Sein Gehalt ging nur noch unregelmäßig ein, wenn er es überhaupt erhielt. So mußte er sich nach neuen Abnehmern für seine Gemälde umsehen.

Für das Vorhaben dieses Buches ist der Beginn des Siebenjährigen Krieges bereits ein spätes Datum, denn die Serie der vierzehn Dresdner Ansichten, die Bellotto für den König schuf und die sich heute in den Staatlichen Kunstsammlungen befinden, war mit dem Jahre 1753 im wesentlichen abgeschlossen. Bellotto hatte neue Aufgaben erhalten. 1753 bis 1756 waren die elf Pirnaer Ansichten mit der Festung Sonnenstein entstanden, die ebenfalls in die Dresdner Gemäldegalerie gelangten. 1756 bis 1758 malte Bellotto als dritte Gruppe vier große Ansichten der Festung Königstein, die in Abwesenheit des Hofes nunmehr in anderen Besitz übergingen. Warum der König die Pirnaer und Königsteiner Ansichten in Auftrag gab, hat vielleicht den Grund, daß er seine beiden Elbfestungen demonstrieren wollte, während die Lustschlösser Pillnitz und Moritzburg ausgespart blieben.

Als die Kriegslage sich 1758 unter der preußischen Besatzung für Dresden erneut zuspitzte und kein Ende des Krieges abzusehen war, bemühte sich Bellotto bei seiner schwierigen Wirtschaftslage wenigstens für zunächst um eine neue Wirkungsstätte. Ende 1758 scheint er in Begleitung seines Sohnes von Dresden abgereist zu sein. Anfang des folgenden Jahres finden wir ihn in Wien, wo er sich bis Januar 1761 bei der Kaiserin Maria Theresia aufhält und für diese eine Reihe von Veduten malt. Den Rest des Jahres verbrachte er dann an dem kurbayerischen Hof bei Maximilian III. in München, wo zu dieser Zeit auch dessen Schwester, die sächsische Kurprinzessin Maria Antonia Walpurgis, mit ihrem Gemahl Friedrich Christian Zuflucht fand. Damals entstanden die Nymphenburger Ansichten.

DIE ANSICHTEN VON DRESDEN

Bellotto erfüllte den an ihn ergangenen Auftrag Augusts III. durch die Lieferung von vierzehn großformatigen Gemälden. Sie entstanden seit seinem Ankunftsjahr 1747 und waren 1753 vollendet.

Diese Gemälde wie auch die elf Pirnaer Ansichten gelangten zunächst in den eben von Johann Christoph Knöffel zur Galerie umgebauten Stallhof am Jüdenhof. Von hier wurden sie dann 1817 in den Dubletten-Saal, die alte Brühlsche Galerie auf der Terrasse der Elbfestung, mit den sächsischen Ansichten Thieles zu einer «Sammlung Vaterländischer Prospekte» übergeführt. Diese Bezeichnung veranschaulicht deutlich, daß nicht ihre malerischen Qualitäten, sondern topographische Gesichtspunkte im Vordergrund standen. Mit der Fertigstellung von Sempers neuem Galeriegebäude, das die vierte Zwingerwand abschließt, kehrten die Bilder 1854 hierher zurück, ohne je vollständig gezeigt zu werden. Seit dieser Zeit teilten sie das Schicksal mit den übrigen Bilderschätzen des Hauses. Erst 1964 erschien zum ersten Male der gesamte Besitz, vereint mit den Gemälden aus Warschau, geschlossen auf den Ausstellungen in Dresden und Warschau.

Neben der sogenannten Königs-Serie malte Bellotto in gleichem Format eine Kollektion von dreizehn Dresdner und acht Pirnaer Ansichten für den Grafen Brühl. Bis auf fünf Gemälde gelangten sie nach dessen Tode 1768 zusammen mit anderen Kunstwerken in den Besitz der Kaiserin Katharina II. nach Sankt Petersburg. Warum die restlichen fünf Gemälde nicht miterworben wurden, bleibt ungeklärt. Vier von ihnen tauchten vor einigen Jahren wieder im Londoner Kunsthandel auf. Die jetzt in verschiedenen sowjetischen Sammlungen verwahrten Gemälde standen vor einigen Jahren zum Vergleich mit der Dresdner Serie zur Verfügung.

Außer diesen beiden großformatigen Serien schuf Bellotto kleinformatige Repliken für andere Auftraggeber, von denen eine ebenfalls später in den Besitz der Dresdner Galerie gelangte, sowie eine Reihe von Veduten mit italienischen Motiven.

Alle diese auf Leinwand gemalten Bilder, die während des ersten Aufenthaltes in Dresden entstanden, sind eigenhändige Arbeiten Bellottos. Die Brühl-Serie unterscheidet sich von der Königs-Serie durch ein etwas härteres Kolorit und Varianten in der Staffage. Die Bilder für August III. haben fast alle das gleiche Querformat von etwa 135 mal 238 Zentimetern. Nur zwei von ihnen, die Kreuzkirche und die Frauenkirche, weichen zugunsten eines nahezu quadratischen Formates von dieser Norm ab.

Beide großen Vedutenserien lassen sich unschwer in drei Themenkreise aufgliedern. Es sind das die Stadtpanoramen längs der Elbe, die Festungswerke in der Hauptstadt und die späten Platz-Straßen-Bilder. Zu dem ersten Themenkreis gehören «Dresden vom rechten Elbufer oberhalb der Augustusbrücke» von 1747, «Dresden vom rechten Elbufer unterhalb der Augustusbrücke» von 1748, «Dresden vom linken Elbufer oberhalb der Augustusbrücke» von 1748 und «Dresden vom linken Elbufer unterhalb der Festungswerke», ebenfalls von 1748. Zur zweiten Gruppe ordnen sich «Der ehemalige Zwingergraben in Dresden», zwischen 1749 und 1753 entstanden, und «Die ehemaligen Festungswerke in Dresden», entstanden zwischen 1748 und 1751. Alle weiteren Gemälde gehören zu den späteren Platz- und Straßenbildern. Sie beginnen mit «Der Zwingerhof in Dresden», entstanden zwischen 1749 und 1753, und «Der Neumarkt in Dresden vom Jüdenhof aus», zwischen 1749 und 1751 entstanden. Es folgen «Der Neumarkt in Dresden von der Moritzstraße aus», zwischen 1749 und 1755 entstanden, und «Der Neustädter Markt zu Dresden» von 1750/51. Diesen schließen sich an «Der Altmarkt zu Dresden von der Schloßgasse aus» und «Der Altmarkt zu Dresden von der Seegasse aus», beide von 1752. Hierzu kommen noch die Ansichten der beiden bedeutendsten Kirchen der Stadt: «Die Frauenkirche» und «Die ehemalige Kreuzkirche», beide aus den Jahren 1749 bis 1753. Die zweite Jahreszahl bedeutet nicht die Fertigstellung des Gemäldes, sondern seine Ablieferung laut Inventar der Gemäldegalerie. Wahrscheinlich hat Bellotto eine Reihe seiner Gemälde zunächst noch bei sich im Atelier zurückbehalten, um Repliken davon zu fertigen.

Bellotto benötigte für seine Gemälde eine lange Vorbereitungszeit. Die technischen Voraussetzungen hierzu hatte er bei seinem Onkel Giovanni Antonio Canal kennengelernt und aus Venedig mitgebracht. Seine Bilder dürften sich etwa auf folgende Weise entwickelt haben: Zunächst fertigte er eine schematische Umrißzeichnung mit Hilfe einer kleinen Camera obscura an, in die er die Hauptlinien der Komposition einzeichnete. Darauf wurde das Blatt in kleinere, nebeneinanderliegende Segmente eingeteilt, die er im weiteren Verlaufe der Arbeit zusammenfaßte, wohl nunmehr mit Hilfe einer großen Camera obscura. Diese nutzte er auch für die Angabe der Farben. Nach den detaillierten Vorzeichnungen fertigte er eine zusammenfassende Vorzeichnung, die er dann auf die Leinwand entsprechend ihrer Größe übertrug (nach Fritzsche und Kozakiewicz).

Diese wissenschaftliche Methode zur Bildgestaltung entsprach dem realistischen Schaffen, das Bellottos Werk auszeichnet. Leider sind uns keine dieser Vorarbeiten wie überhaupt keine Zeichnungen zu den Dresdner Gemälden erhalten geblieben. Zu den Zeichnungen mit der Camera kamen weitere für die Architekturdetails ebenso wie für die Fülle der Staffagefiguren. Diese werden nicht nur als künstlerische und bildbelebende, sondern auch als kulturgeschichtliche Faktoren bedeutsam. Sie überwinden eine starre Tektonik des Bildes und bereichern es zugunsten des Lebens. Hierdurch wird das Dokumentarische des Architekturstückes zu einem Ereignisbild, zu einem Historienbild gesteigert oder auch gemildert. Auch diese Erfahrung brachte Bellotto bereits von der venezianischen Vedute nach Dresden mit. Seine Bilder zeichnen sich vor allem dadurch aus, daß die Staffage nicht nur eine malerische Zutat bleibt, sondern auch der Realität der Ereignisse verpflichtet ist. Außer Einzelfiguren und kleinen Szenen umfassen seine Staffagegestaltungen auch Darstellungen von Menschengewimmel auf den Marktplätzen. Vom Erscheinen des Königs bis zum Treiben des Handwerkers und des einfachen Volkes aus Stadt und Land sind alle Stände auf seinen Bildern vertreten und vermitteln so ein einmalig gebliebenes Abbild der Zeit um 1750. Nach der Zerstörung der Stadt bilden sie auch eine Dokumentation für die Restaurierung und Rekonstruktion.

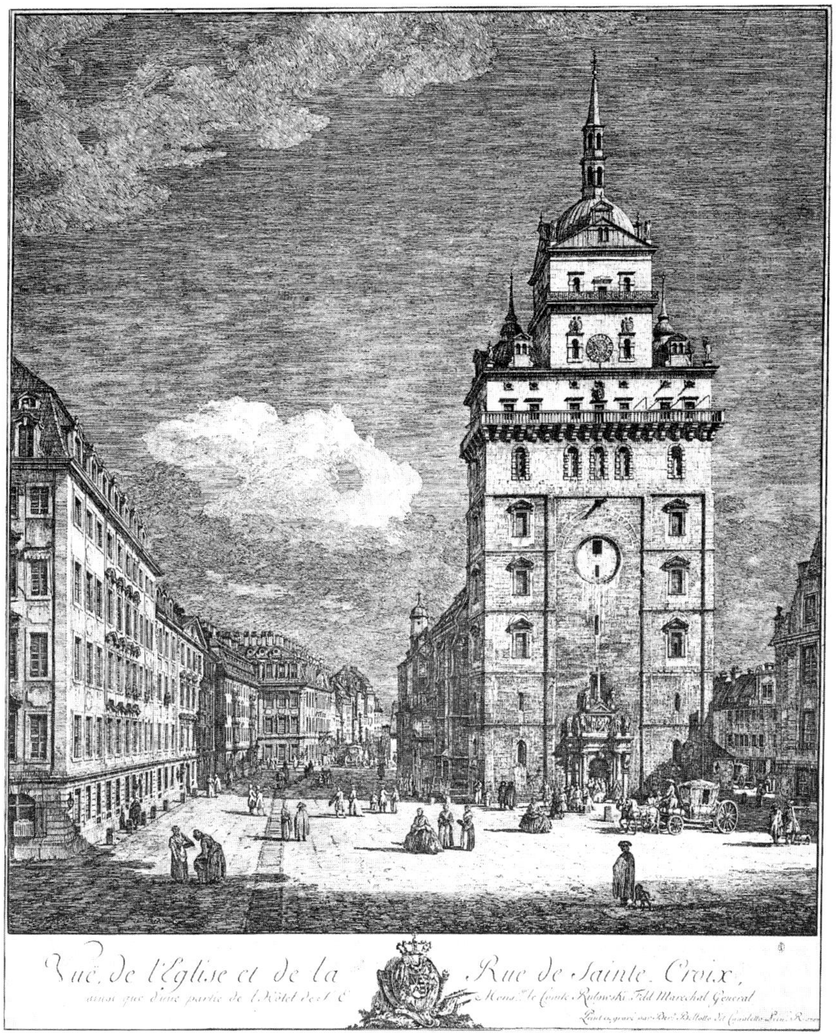
Vuë de l'Eglise et de la Rue de Sainte Croix,

Die Kreuzkirche mit der Kreuzgasse. 1757

Die Farbigkeit der Gemälde Bellottos auf den Dresdner Ansichten der Königs-Serie bleibt gedämpft und kühl. Tiefe Gelb-, Braun- und Grautöne herrschen vor. Ein Tiefgrün, vor allem für die landschaftlichen Details, erweist sich als besonders charakteristisch in seiner Farbskala. Die starken Kontraste von Licht und Schatten tragen zur Verfestigung der Formen des Bildes bei, das in einen luftleeren Raum gestellt ist. Bellotto liebt es außerdem, kleine farbige Akzente zu setzen, wobei ein Rot vorherrscht.

Seine während des ersten wie des zweiten Aufenthaltes in Dresden entstandenen Gemälde wandelte Bellotto in insgesamt sechzehn Radierungen ab. In ihnen läßt sich sachlich getreu das Bildgeschehen noch einmal in vereinfachter Form und maßstäblich verkleinert nachvollziehen. Das für

Radierungen große Format beträgt 53 × 83 Zentimeter. Wahrscheinlich plante der Maler die Zusammenfassung dieser Blätter zu einem Sammelband. Die Radierungen erschienen in einer so hohen Auflage, daß sie noch Ende des 19. Jahrhunderts in der Dresdner Galerie billig zu kaufen waren. Die meisten Blätter entstanden gleichzeitig mit den Gemälden. Die Akkuratesse der Arbeit Bellottos ging so weit, daß er in den beiden Radierungen des Zwingergrabens und des Zwingerhofes, die erst 1758 – mehrere Jahre nach den Gemälden – erschienen, die inzwischen eingetretenen architektonischen Veränderungen, wie das erst 1758 vollendete Hofwaschhaus, mit einzeichnete. Die Staffagefiguren sind, wohl bedingt durch die Reduktion des Formates, öfter verändert und verkleinert. Bei einer Reihe von Blättern hat er den Himmel erhöht und stark gegliedert, um ihn nicht als weißen Fleck stehenzulassen.

Sämtliche Radierungen schließen mit einer Leiste ab, auf der Bellotto in französischer Sprache den Inhalt erläutert. Rechts unten folgen der Name und die Jahreszahl der Entstehung des Blattes. Die Mitte der Leiste beherrscht ein Wappen. Zunächst ist es das königlich-polnische und das kurfürstlich-sächsische Allianzwappen in variablen Schmuckvarianten mit der Königskrone. Das letzte Blatt von 1765, das die Trümmer der Kreuzkirche zeigt und nach dem Verlust der polnischen Krone entstand, bringt dann allein das kurfürstlich-sächsische Wappen mit dem Kurhut.

ZWEITER AUFENTHALT IN DRESDEN

Wahrscheinlich hat die Sorge um die in Dresden zurückgebliebene Familie, seine Frau und seine drei minderjährigen Töchter, sowie die Nachricht vom Verlust seines Besitztums bei dem preußischen Bombardement vom Juli 1760 Bellotto im folgenden Jahre nach Dresden zurückgeführt. Es folgten für ihn schwierige Jahre der Wiedereinrichtung, zudem waren beträchtliche Schulden aufgelaufen, die die Wiener und Münchner Honorare nicht tilgen konnten. Er fertigte Repliken seiner Gemälde für fremde Auftraggeber, radierte neue Platten und gab sogar adligen Damen Malunterricht. 1762 entstanden zwei allegorische Gemälde und eine Idealvedute, ebenfalls für fremde Auftraggeber.

Mit dem Frieden von Hubertusburg vom Februar 1763 schien sich die Situation Bellottos zu bessern. Der König kehrte mit Brühl im April nach Dresden zurück, doch beide starben bereits im Oktober innerhalb von drei Wochen. Auch dem jungen Nachfolger, Kurfürst Friedrich Christian, waren nur zehn Wochen Regierungszeit gegeben. Dazu hatten die Wettiner im Frieden von Hubertusburg der polnischen Krone entsagt.

So trat ein völliger Szenenwechsel ein. Ein Sohn von August III., Prinz Xaver, übernahm die Administration für den minderjährigen Sohn Friedrich Christians, Kurfürst Friedrich August III. Die barocke höfische Kultur hatte mit den Ereignissen ein drastisches Ende gefunden. Für das politisch geschlagene und wirtschaftlich verarmte Sachsen stellten sich völlig neue Aufgaben. Das bürgerliche Element im beginnenden Zeitalter der Aufklärung dominierte. Johann Joachim Winckelmanns und

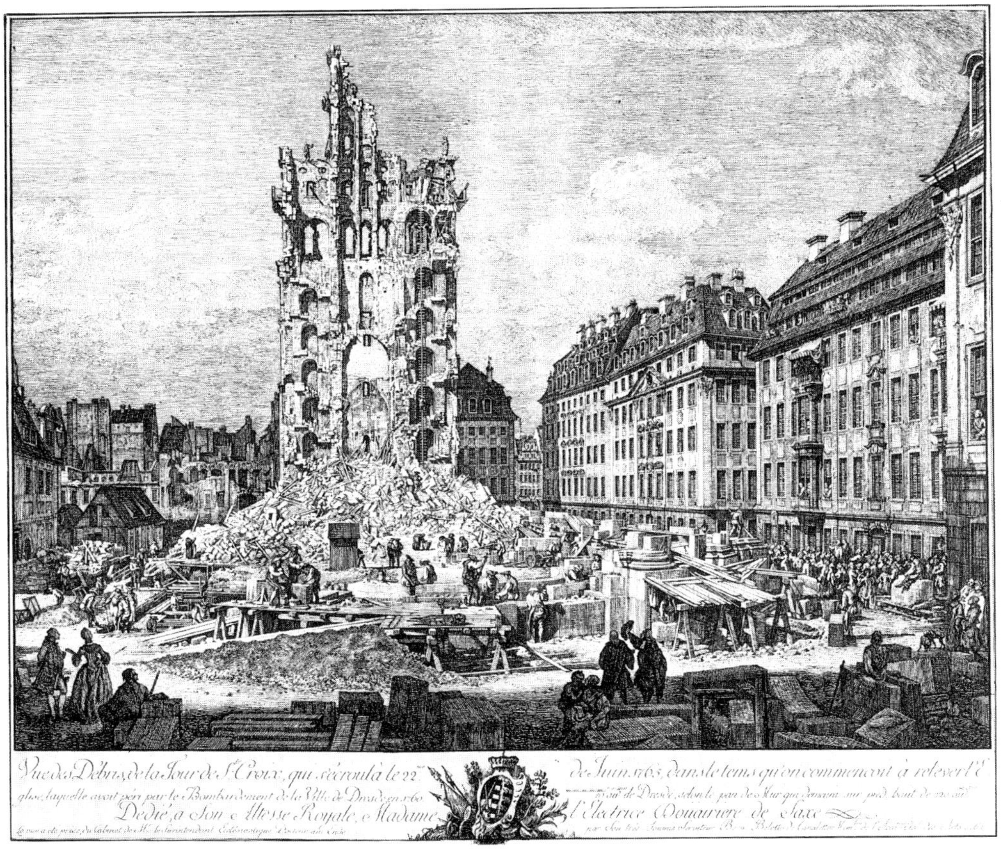

Die Ruine der Kreuzkirche
nach der Beschießung von 1760. 1765

Anton Raffael Mengs' Wirken in Dresden und Rom, das schon das junge Kurfürstenpaar, Friedrich Christian und seine bayerische Gattin Maria Antonia Walpurgis, beeinflußt hatte, setzte sich endgültig durch. Es vollzog sich der Stilwandel vom späten Barock zum Klassizismus. Was sollte da der hochbezahlte Hofmaler mit seinem Spezialthema der realistischen, repräsentativen Barockvedute noch zu bestellen haben? So verlief die weitere Entwicklung Bellottos während seines zweiten Aufenthaltes in Dresden bis 1767 nicht ohne Tragik.

Das wichtigste neue Ereignis war im Jahre 1764 die Gründung der Dresdner Kunstakademie, in der die Dresdner Mal- und Zeichenakademie eine Fortsetzung fand. Sie war Ende des 17. Jahrhunderts im Frau-Mutter-Haus auf der Kreuzgasse gegründet worden. Erster Akademie-Meister war Samuel Bottschildt gewesen, dem Heinrich Christian Fehling, Louis de Silvestre, dessen Sohn François Charles und Charles Hutin gefolgt waren. Letzterer war mit seiner Schule nach der Zerstörung des Frau-Mutter-Hauses 1760 in die Kasernen der Neustadt übergesiedelt. Die neue Akademie unter Leitung des mit Winckelmann befreundeten Diplomaten, Kunstgelehrten und Kunstschriftstellers Christian Ludwig von Hagedorn (1713–1780) sollte eine Akademie der Landeskinder werden, die im Dresdner Kunstleben des 18. Jahrhunderts nur eine untergeordnete Stellung eingenommen hatten. Vor allem wollte man auch eine Nachwuchsstätte für künstlerische Berufe schaffen, wobei vor allem an die industrielle und gewerbliche Produktion gedacht war. Auf der anderen Seite galt es aber noch Rücksicht auf die Verpflichtungen zu nehmen, die der Hof in der vergangenen Zeit eingegangen war. Das ergab ein Sammelsurium von Künstlern, die schon deshalb keinen Unterricht erteilen konnten, weil sie von Dresden abwesend waren und nur Ehrengehälter oder Pensionen bezogen. Die neue deutsche Dresdner Akademie begann unter Leitung des Franzosen Charles Hutin und des Italieners Giovanni Battista Casanova, der immerhin ein Schüler von Anton Raffael Mengs gewesen war. Als Kupferstecher verpflichtete man ebenfalls drei Italiener, Giuseppe Camerata, Giuseppe Canale und Lorenzo Zucchi. Nur Wilhelm Ernst Dietrich war ein Deutscher. Sie alle wurden Professoren. Den erst 43 Jahre alten Vedutenmaler Bellotto wollte man zunächst überhaupt nicht mit aufnehmen, da nach Hagedorn «sein Talent bei der Akademie füglich zu entbehren» sei. Erst auf Drängen des Hofes wurde er «aggrediertes Mitglied für Perspektive», also nicht einmal Professor, und Lehrer für die Unterklasse, und das auch nur für drei Jahre. In der Hierarchie der klassizistischen Ästhetik standen die realistische Barockvedute wie die Landschaftmalerei überhaupt auf unterster Stufe.

Das Gehalt Bellottos wurde auf etwa ein Drittel seiner alten Bezüge, auf 600 Taler, reduziert. Es übertraf damit noch das der meisten Professoren und wurde auch nicht aus dem Fonds der Akademie, sondern aus der kurfürstlichen Privatschatulle bezahlt. Alle unternommenen Versuche, seine finanziellen Verhältnisse zu verbessern, schlugen in den folgenden Jahren fehl. Bellotto hat seine neuen akademischen Verpflichtungen von 1764 bis 1767 treulich erfüllt. Sein Sohn Lorenzo († 1780) diente ihm dabei als Assistent wie auch als Dolmetscher und war für später als Unterlehrer vorgesehen.

Zunächst lieferte Bellotto 1765 das übliche «Rezeptionsbild» anläßlich seiner Aufnahme in die Akademie. Es zeigt noch einmal «Die Altstadt Dresden vom Neustädter Brückenkopf», eine Ansicht auf die Turmfront der Altstadt, nur näher an die Brücke gerückt, als die von 1748 es gewesen war. Er stellte sie 1766 auf der zweiten Akademieausstellung aus, wie er sich auch an der ersten und dritten Ausstellung beteiligte. Neu erscheinen die Aufsicht auf die Brücke mit ihren seitlichen Austritten auf den Pfeilern und als Staffage die vor dem Bau der Brühlschen Gemäldegalerie auf der Elbe festgemachten beiden venezianischen Gondeln. Das Gemälde ist auf der Rückseite ausführlich bezeichnet: «Bernardus Belotto de Canaletto Academiae Electoralis Artium Sodalis ad naturam pinxit Anno 1765. In Memoriam receptionis suae Academiae. D.D.D. Dresdae, d. 5. Mart. 1766 ipsa Expositionis Die». Es ging nach dem ersten Weltkrieg in den Besitz des Hauses Wettin über.

Bellotto fügte sich überhaupt in seine untergeordnete Stellung ein und signierte seine neuen Radierungen mit «Membre der l'Akadémie Électorale des Arts». Nebenbei arbeitete er, wie schon seit seiner Rückkehr, weiter für private Auftraggeber. Er schuf für sie kleinere Repliken seiner Dresdner, Wiener und Münchner Veduten, vor allem aber Architektur-Cappriccii und Idealveduten sowie Allegorien, nach Kozakiewicz mehr als hundert Gemälde, sowie zwei neue Radierungen. Es sind zum Teil eigenhändige Werke, an anderen half sicher sein Sohn Lorenzo mit.

Für unsere Ausführungen werden aber nur noch zwei weitere Gemälde und die dazugehörigen Radierungen wichtig. Es ist das einmal das hochformatige Gemälde «Die Trümmer der ehemaligen Kreuzkirche» mit der Darstellung vom Beginn des Wiederaufbaus, das in die Gemäldegalerie gelangte. Das zweite Gemälde, «Die Ruinen der Pirnaischen Vorstadt», erwarb der Administrator Prinz Xaver. Es befindet sich im Museum von Troyes, und wir können uns nur nach der Radierung eine Vorstellung machen. Wie immer wird auch hier das Gemälde mit der Radierung identisch sein.

Bellotto zeigte das Gemälde auf der dritten Akademieausstellung des Jahres 1767 als «Eine trümmervolle Gegend vor dem pirnaischen Thore» an. Das königliche Wappen auf der Radierung beweist, daß auch das Gemälde vor 1763 im wesentlichen fertig gewesen ist. Wahrscheinlich hat Bellotto auf einer der vernichteten Straßen selbst gewohnt. Es ist ein typisches Trümmerbild, wie es die Dresdner aus der Zeit nach 1945 kennen. Die Straßenführung wird nicht mehr recht klar. Das linke Bildviertel beherrscht entlang der Conterescarpe auf der Höhe der späteren Amalienstraße die Ruine des Palais Fürstenhoff, das dieser sich um 1740 selbst erbaut hatte. Es ist ein typisches Dresdner Palais mit einem Sockelgeschoß, über dem sich, getrennt durch ein Gurtgesims, zwei durch Lisenen gegliederte Obergeschosse erheben. Die Mittelachse wird durch einen Balkon betont und von einem dekorierten Dreieckgiebel abgeschlossen. Ein barockes Bürgerhaus mit zwei Obergeschossen und einem Mezzaningeschoß dominiert in der sonst chaotischen Mitte, die bescheidenen Fachwerkhäuser zur Rechten haben Bomben und Feuer überstanden. Links zeigt sich die Brühlsche Terrasse mit dem Hofgärtnerhaus. Im Hintergrund wird die Elbe sichtbar. Auf der Neustädter Seite erkennt man die Festungswälle. Es folgen links die Weinberge der Lößnitz und rechts die Loschwitzberge. Die Staffage bleibt bescheiden. Im Vordergrund suchen einige Personen in den Trümmern nach Resten ihres Besitzes. Aber das Leben geht auch hier weiter, am rechten Bildrand hütet ein Schäfer seine Schafe.

Doch die Situation Bellottos wurde immer unhaltbarer. Die bewilligten drei Jahre gingen zu Ende. Im Dezember 1766 bat er Hagedorn um einen Urlaub von neun Monaten für sich und seinen Sohn, um nach Sankt Petersburg zu reisen. Im Januar kamen sie in Warschau an, wo Stanislaus August Poniatowski 1764 das Erbe der Wettiner angetreten hatte. Wahrscheinlich wird ihn dort sein alter Freund, der Maler Marcello Bacciarelli, der seinerzeit mit August III. nach Warschau gegangen war, dem kunstliebenden König empfohlen haben. Im August schrieb Bellotto um Verlängerung seines Urlaubs an Hagedorn. Im folgenden Jahr entschloß er sich, in Warschau zu bleiben. 1768 wurde er bei überaus hohen Bezügen zum Hofmaler Stanislaus Augusts ernannt und ließ seine Familie nachkommen. Noch einmal vermochte er sich in Warschau am glanzvollen Hofe Stanislaus Augusts unter ähnlichen Verhältnissen wie in Dresden am Hofe Augusts III. mit seiner besonderen Kunst in vollem Umfang zu entfalten. Am 17. November 1780, nur drei Wochen nach dem Tod seines Sohnes und Mitarbeiters Lorenzo, ist er in Warschau gestorben.

DIE NACHWIRKUNGEN BELLOTTOS IN DRESDEN

Die Idealvedute des Klassizismus blieb ein vorübergehendes Ereignis. Dagegen fand die realistische Barockvedute und Prospektmalerei zwar nicht mehr auf der akademischen Ebene und durch fürstliche Auftraggeber Anerkennung, um so mehr aber in der Kunst für den täglichen Gebrauch, wenn auch mehr oder weniger stilistisch verändert. Bellottos Nachfolger, Johann Benedikt Theil (1745–1797), war ein trockener Mann der Perspektive, der seine Künste mehr für die Theatermalerei verwendete. Er malte auch 1784/85 die Säle im Japanischen Palais für die hier einziehenden Antiken aus. Seine Unterlehrer waren noch bescheideneren Formats. Nur der aus der Schweiz gebürtige Zeichner und Kupferstecher Adrian Zingg (1734–1816), der seit 1766 in der Akademie wirkte, kann bis heute mit seinen Sepiablättern einen Platz in der Kunstgeschichte behaupten.

Nur ein Schüler Bellottos gelangte zu Bedeutung, der Landschaftsmaler Johann Christian Klengel (1751–1824). Er löste das zeitlich so weit vorweggenommene landschaftliche Element auf Bellottos Veduten von Pirna aus dem Architekturstück, verselbständigte es und führte es weiter. Er gilt als der eigentliche Begründer der Dresdner Landschaftsmalerei. Klengels Ruf zog auch den jungen Caspar David Friedrich (1774–1840) von Kopenhagen nach Dresden, der seinerseits Carl Gustav Carus (1789–1869) beeinflußte. Johann Christian Clausen Dahl (1788–1857) war es dann, der von der gleichen Stelle des Neustädter Ufers aus wieder wie Bellotto die Stadt mit fast der gleichen Staffage, doch dieses Mal bei Nacht, malte. Was Friedrich und Carus vor allem von Bellotto scheidet, ist die völlig andere geistige Haltung in ihrem Wollen wie im Schaffen im Zeitalter der Romantik. Dagegen knüpfte Dahl direkt an die Probleme der barocken Vedutenmalerei Bellottos an. Wohl bleibt seine Mondscheinlandschaft noch stimmungsgeladen und den Romantikern verpflichtet, aber ihre realistische Durchführung ist doch nicht zu übersehen. Sie hätte ohne Bellottos Veduten niemals in dieser Form gemalt werden können.

Damit war zunächst die bedeutende Darstellung der Dresdner Vedute abgeschlossen. Was in den folgenden Jahrzehnten geschah, bewegte sich auf einer weit tieferen Stufe.

Seit Johann Joachim Winckelmann Dresden als ein Athen für Künstler gefeiert hatte und Johann Gottfried Herder von einem deutschen Florenz sprach, drängte sich zunächst seit Ende des 18. Jahrhunderts die Generation der deutschen Romantiker von Wackenroder zu den Gebrüdern Schlegel, von Kleist bis zu Tieck nach der Stadt an der Elbe. Bald folgten die Fremden aus aller Welt, um die einzigartigen Kunstschätze, die Lage der Stadt und später auch ihre Umgebung zu genießen. Als der feudale Glanz erloschen war und vom Hause Wettin keine künstlerischen Impulse mehr ausgingen, begann ein Bildungsbürgertum zu dominieren. In Dresden mußte man gewesen sein, wie in Rom, in Florenz und Venedig, wie in Wien und in Paris.

Das erwachende deutsche Nationalgefühl und das Geschichtsbewußtsein der Romantik ließen auch den dokumentarischen und topographischen Wert der Vedute Bellottos erneut zur Geltung kommen, ohne daß seine Malerei als solche in der Stadt der Sixtinischen Madonna für den Zeitgenossen wieder Bedeutung erlangte. Die Bedürfnisse seiner fremden Besucher bewirkten, daß Dresden weit über die Jahrhundertmitte hinaus die meistdargestellte Stadt Deutschlands wurde. Einige Dutzend Kleinmeister radierten, stachen in Umrissen von Oktav bis Folio und ließen diese werkstattmäßig als Souvenirs für jede Geldbörse kolorieren. Der Architekt Gottlieb Friedrich Thormeyer (1757–1842), für den es zunächst nichts zu bauen gab, die Maler und Zeichner Adrian Zingg, Johann Carl August Richter (1785–1853), Carl August Richter (1770–1848), der Vater Adrian Ludwig Richters (1803–1884), der auch an dem Unternehmen seines Vaters mit beteiligt war, Johann Gottfried Jentzsch (1759–1826) und Christian Gottlob Hammer (1779–1864) seien mit ihrer biedermeierlichen Produktion hervorgehoben. Nach der Erfindung der Lithographie sank nach nicht unbedeutenden Anfängen das Niveau immer mehr zur Massenproduktion herab. Wilhelm Bäßler († um 1853) und Carl Wilhelm Arldt (1823–1880) seien von den Lithographen der Frühzeit wenigstens genannt. Bei all diesen Kleinmeistern wird für ihre charakteristischsten und wichtigsten Blätter Bellotto als Ahne sichtbar.

Mit dem Impressionismus und der Berufung von Gotthardt Kuehl (1850–1915) als Professor an die Akademie auf der Brühlschen Terrasse begann ein neues Kapitel der Vedutenmalerei. Die großformatigen, repräsentativen Gemälde, die er 1902 für die Weltausstellung in Saint Louis malte, wie «Dresden vom Neustädter Ufer oberhalb der Carolabrücke aus», erscheinen im Thema wie vom Standpunkt aus gesehen wie Bellottos, nur mit impressionistischen Mitteln gemalt. Kuehl fügte der kristallenen Luft Bellottos die Atmosphäre hinzu. Seine Schüler, vereinigt in der Gruppe der Elbier, setzten seine Tradition in den folgenden Jahrzehnten fort. Der fruchtbare, brave, aber in seiner Dokumentation treue Maler und Zeichner Fritz Beckert (1877–1962) und der Radierer Walter Zeising (1870–1933) seien aus der Gruppe der Elbier herausgehoben.

Mit Oskar Kokoschkas (1886–1979) sechs großartigen, temperamentgeladenen Ansichten der Stadt von der Brühlschen Terrasse aus, während seiner akademischen Tätigkeit in Dresden seit 1920 entstanden, begann von der Malerei her ein neu gedeutetes und ganz selbständiges Kapitel des Stadtbildes, das mit Bellotto kaum mehr als das Thema gemeinsam hat. Aus der nachfolgenden Generation seit den zwanziger Jahren wären wenigstens noch zwei Maler zu nennen, die einen wesentlichen Beitrag leisteten. Es sind das Bernhard Kretzschmar (1889–1972) mit seinem immer durchgestalteten, fest komponierten Mal-, Zeichen- und Radierwerk und Ernst Hassebrauk (1905–1974), dessen vehemente Pinselführung sich an Kokoschka anschließt. Das Kapitel der Nachfolge sei mit Wilhelm Rudolph (1889–1982) abgeschlossen, der die zerstörte Stadt nach 1945 durchwanderte und in Hunderten von Zeichnungen und einer großen Zahl von Holzschnitten die grauenvolle Ruinenlandschaft festhielt. Mit diesen Blättern schlägt er im Parallelismus der Ereignisse von 1760 eine Brücke zu Bellottos beiden letzten Dresdner Gemälden und Radierungen, zu der zerstörten Kreuzkirche und den Ruinen der Pirnaischen Vorstadt.

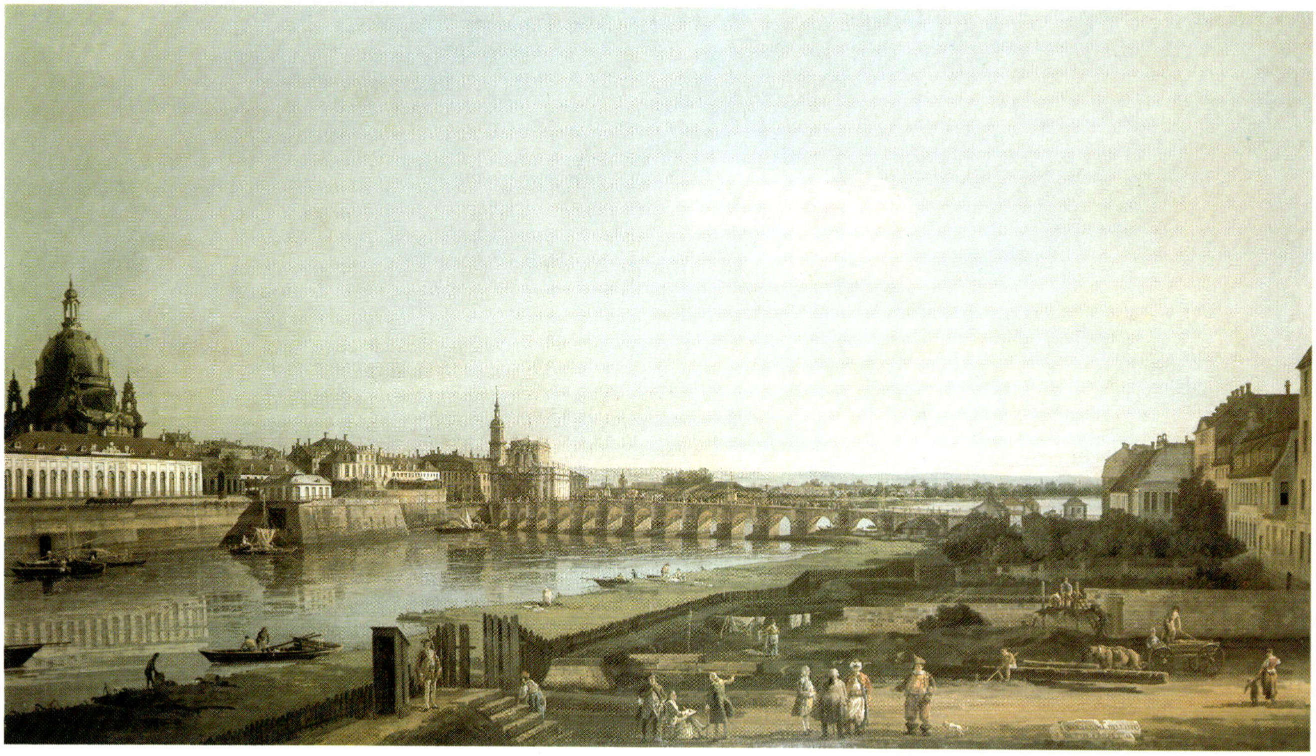

Die erste Vedute Bellottos vom rechten Elbufer oberhalb der Augustusbrücke ist von den ehemaligen Mönchswiesen des Augustinerklosters aus aufgenommen. Der Künstler hat sich selbst mit seinen Malerkollegen und Freunden porträtiert (Tafel 6/7). Die Wahl des Standortes ist charakteristisch für die aktuelle Dresdner Situation. Der Blick richtet sich über die Elbe, die damals noch die Festungsmauer bespülte, auf die Bauten Brühls, die Brühlschen Herrlichkeiten genannt, auf den Festungswerken, die ihm der König geschenkt hatte. Sie spiegeln sich in den Fluten der Elbe wider. Es ist der Ort, der im 19. Jahrhundert als Brühlsche Terrasse weltberühmt wurde. Die Bauten zeigen noch das Weiß des Sandsteins und der hellen Tünche in erster Frische. Es sind das die langgestreckte Gemäldegalerie mit neunzehn Achsen Front von 1744 (Tafel 2), die zweigeschossige Bibliothek von 1748 sowie, vor dieser, der kleine intime Bau des Gartensaales von 1742 (Tafel 3), der sich auf der Höhe der Kleinen Bastion eng an die Mauer anschließt. Der Brühlsche Besitz endet mit dem 1740 begonnenen und wiederholt erweiterten Palais Brühl sowie dem davorliegenden Französischen Garten (Tafel 3). Sämtliche Bauten errichtete Johann Christoph Knöffel. Sie wurden alle im letzten Viertel des 19. Jahrhunderts abgerissen. An das Palais Brühl schließt sich noch das Palais Fürstenberg an, dessen oberstes Geschoß 1764 die neu gegründete Dresdner Kunstakademie bezog. Hinter der Gemäldegalerie Brühls erhebt sich mächtig das bedeutendste Wahrzeichen Dresdens, der 1743 vollendete Kuppelbau der Frauenkirche von George Bähr, der 1945 ausgebrannt in sich zusammensank. Hinter dem Einschnitt des Schloßplatzes erscheint die Residenz mit dem mittelalterlichen Hausmannsturm (Tafel 3), den Wolf Caspar von Klengel 1674 bis 1676 mit einer Laterne und einer welschen Haube bekrönt hatte. Weiter am Brückenkopf steht die 1738 begonnene, noch im Bau befindliche Hofkirche Gaëtano Chiaveris (Tafel 4). Die mittelalterliche Brücke nach der Neustadt, 1727 bis 1731 von Matthäus Daniel Pöppelmann und Johann Gottfried Fehre erneuert und erweitert und seitdem Augustusbrücke genannt, auf ihr der Kruzifixus von Christoph Abraham Walther (Tafel 5), beschließt die wichtigsten Bauten der Altstadt. Hinter ihr werden noch die Zwingeraufbauten und weiter das Große Gehege wie die weitere Landschaft sichtbar. Auf der rechtselbischen Seite erscheinen die Häuser der Großen Klostergasse mit ihren Gärten (Tafel 8).

DETAILS

2 · Die Brühlsche Gemäldegalerie und die Kuppel der Frauenkirche
3 · Der Brühlsche Gartensaal, die Palais Brühl und Fürstenberg sowie der Hausmannsturm
4 · Das Schloß mit dem Hausmannsturm und die unvollendete Katholische Hofkirche
5 · Die Augustusbrücke mit dem Kruzifixus und dem Kronentor des Zwingers
6 · Bellotto mit den Malern Wilhelm Ernst Dietrich und Johann Alexander Thiele
7 · Der Kastrat Niccolo Pozzi, der Leibarzt Philippo de Violante
und der Hofnarr Joseph Fröhlich
8 · Die Häuser mit den Gärten der Neustädter Elbfront

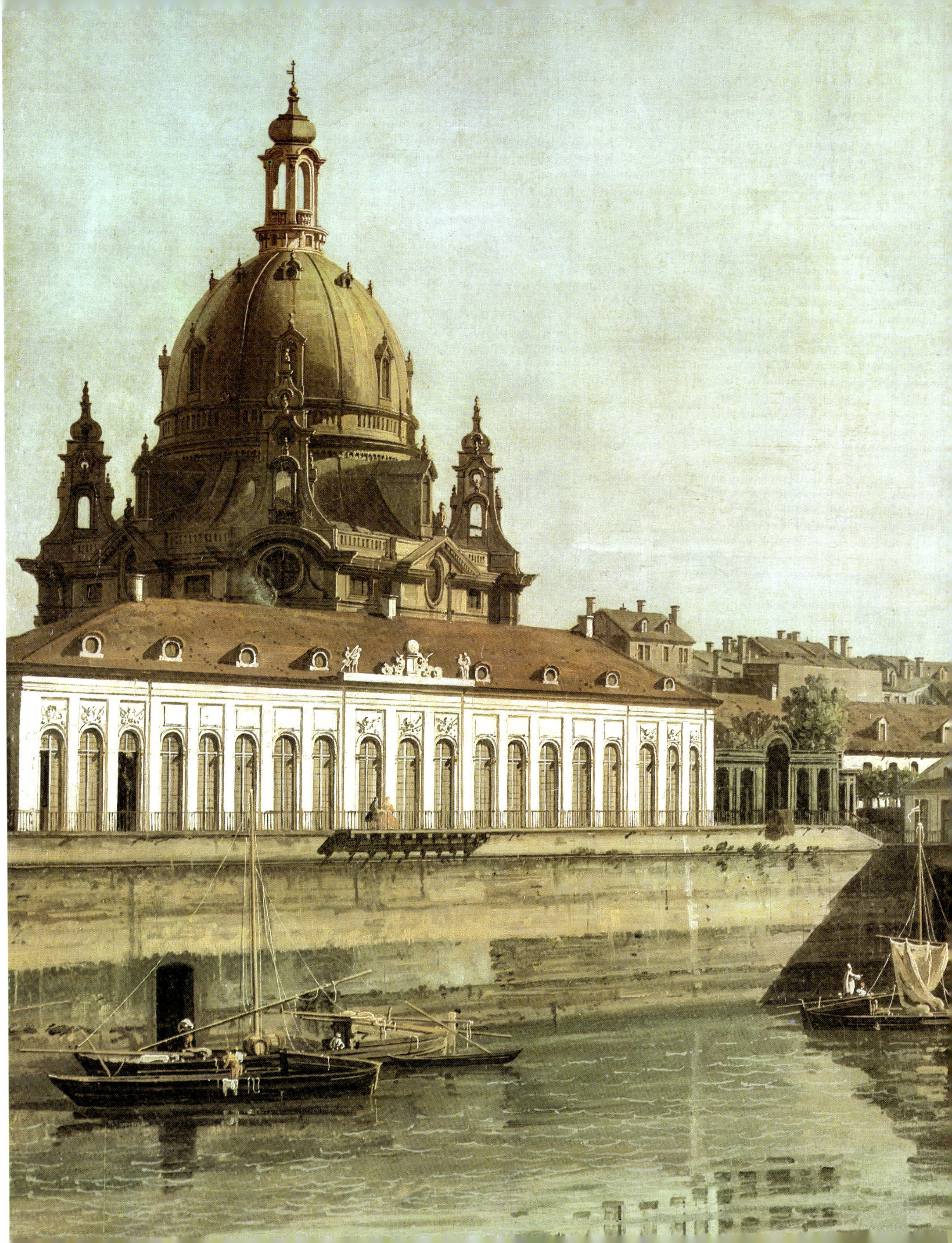

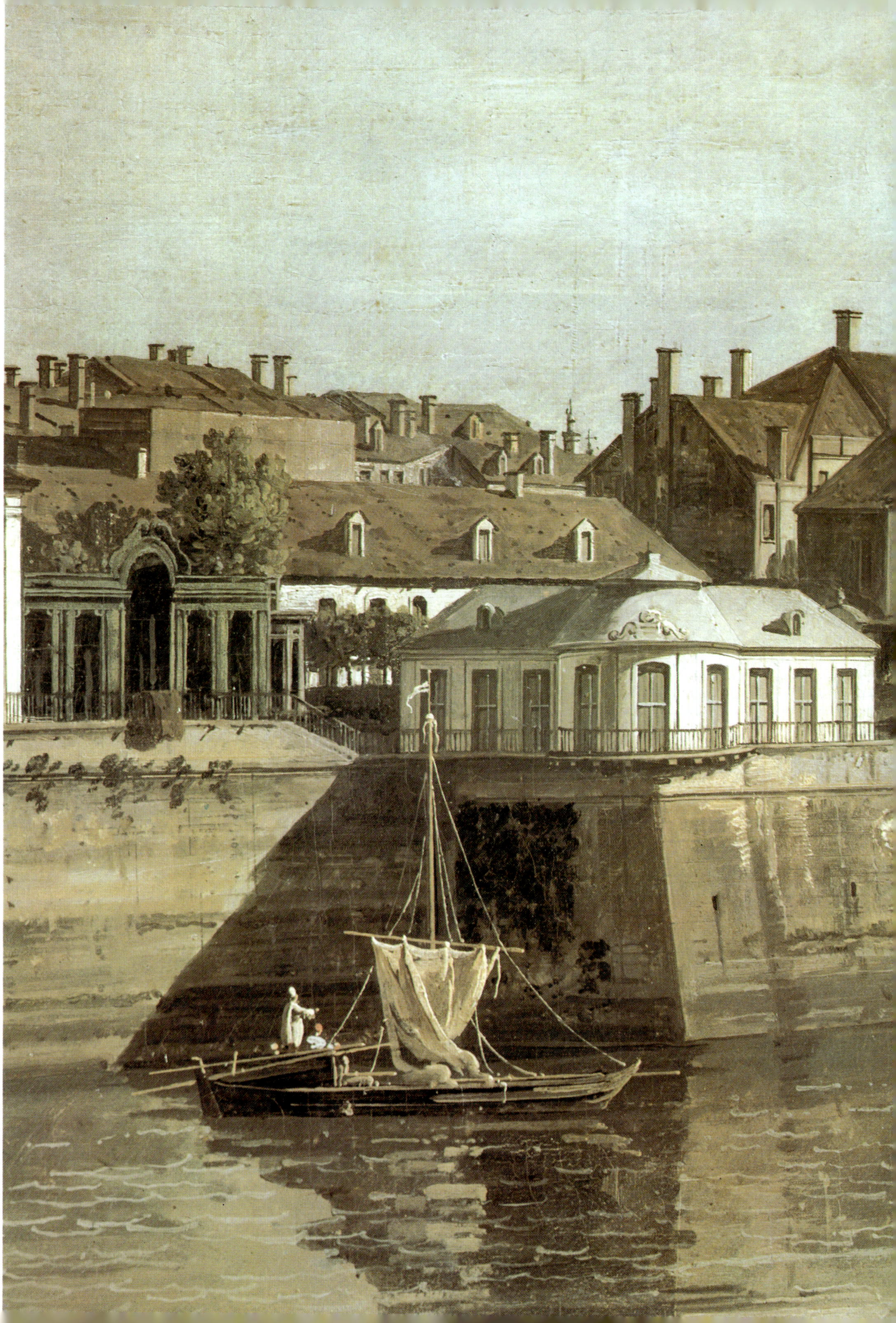

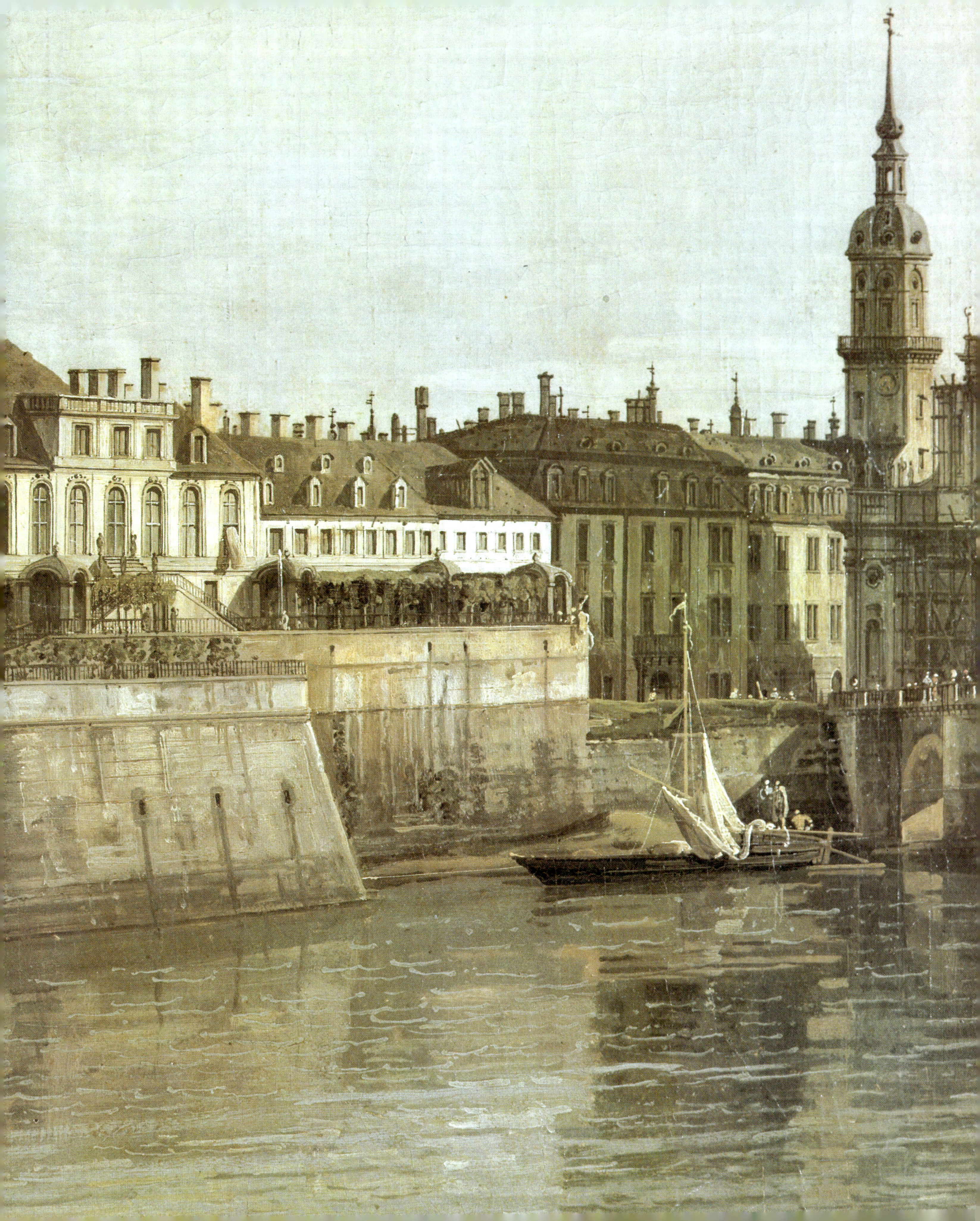

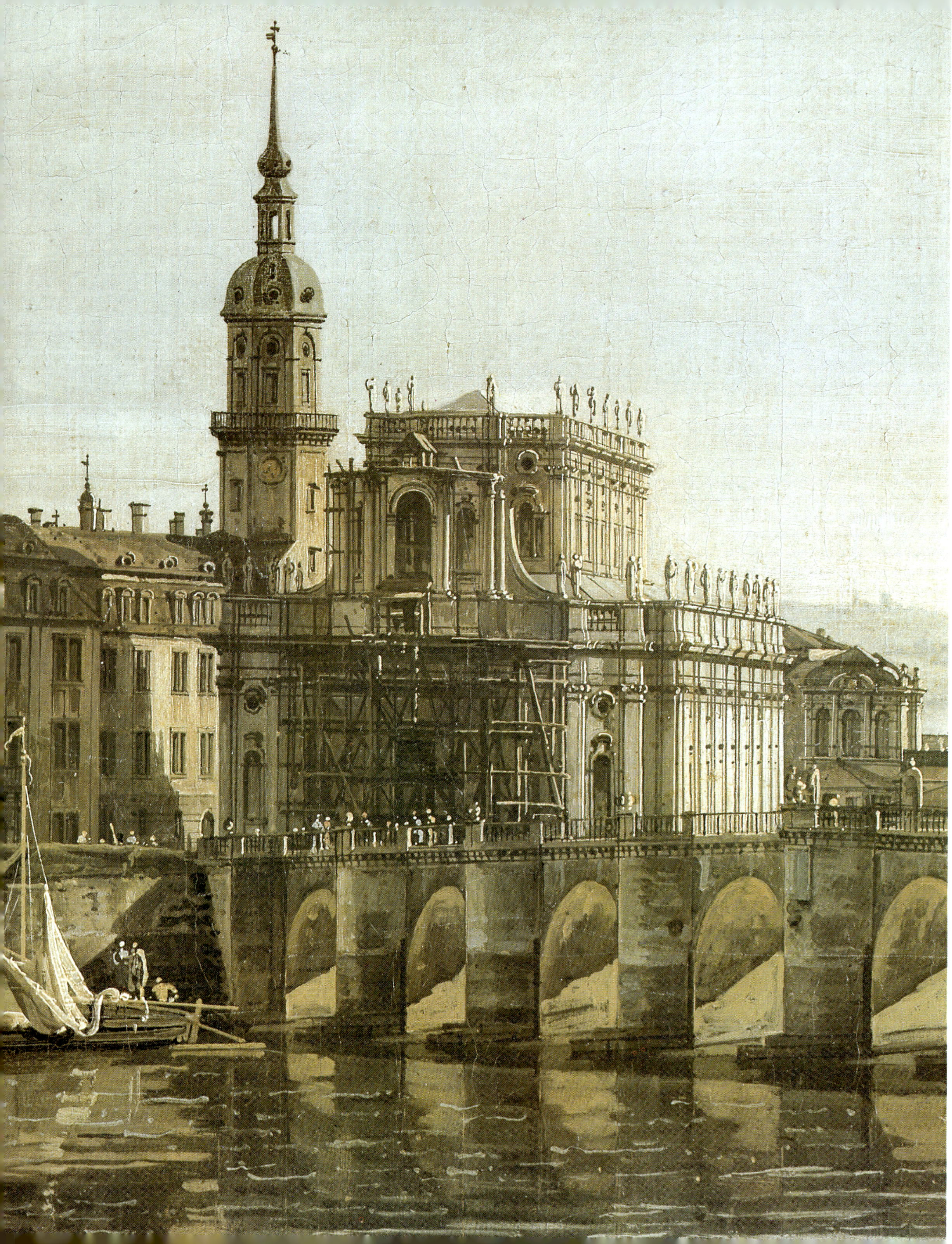

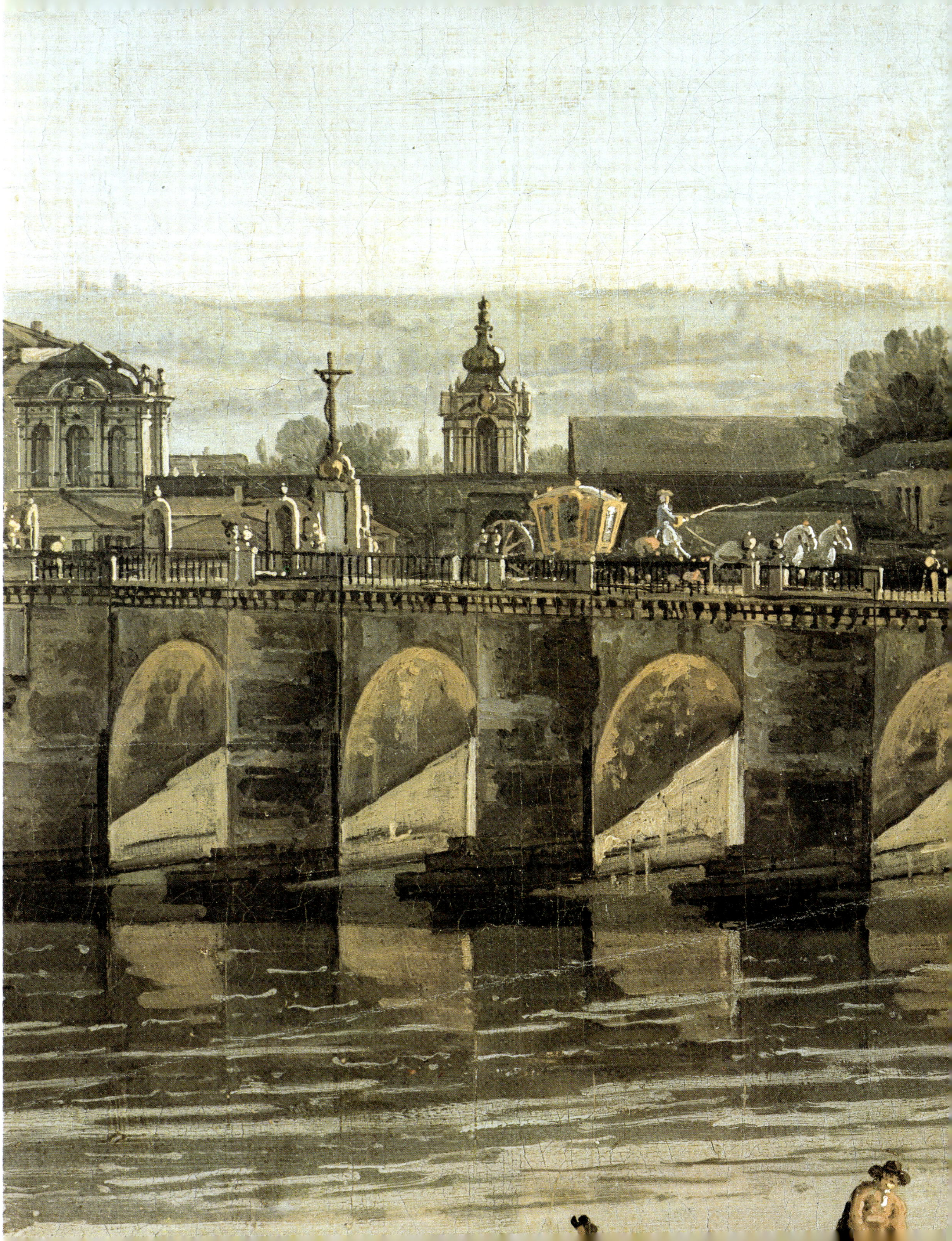

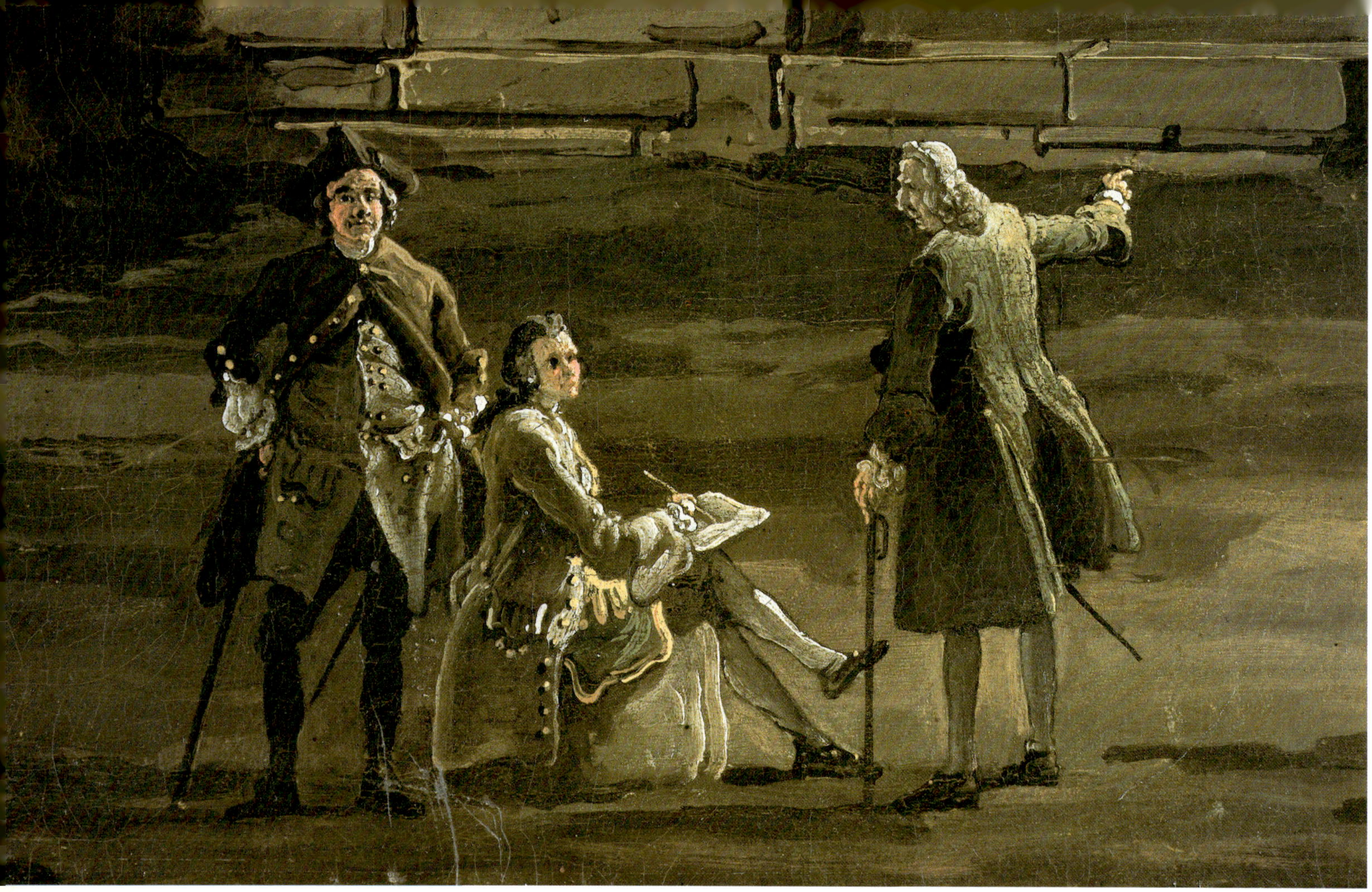

6

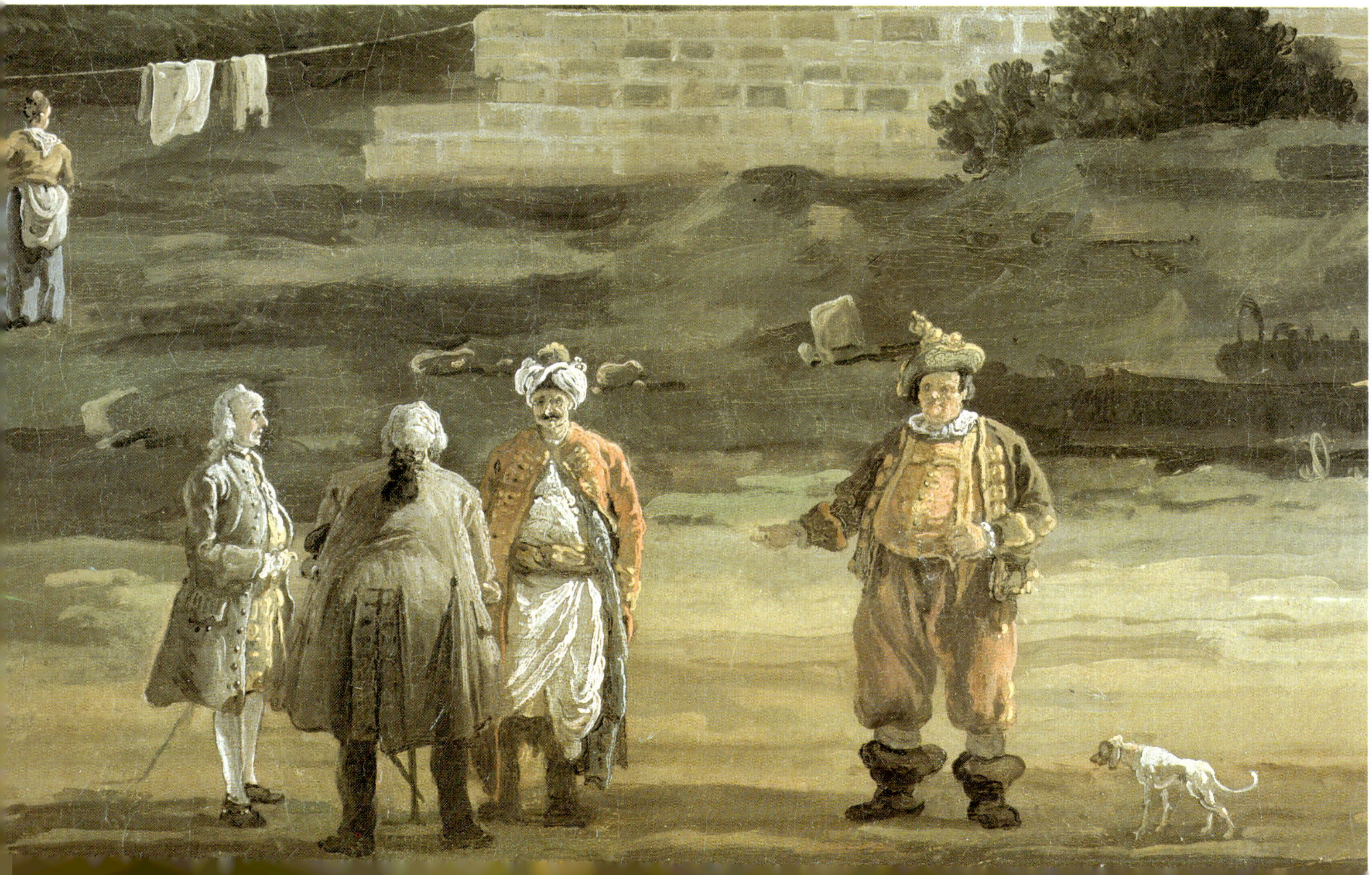

7

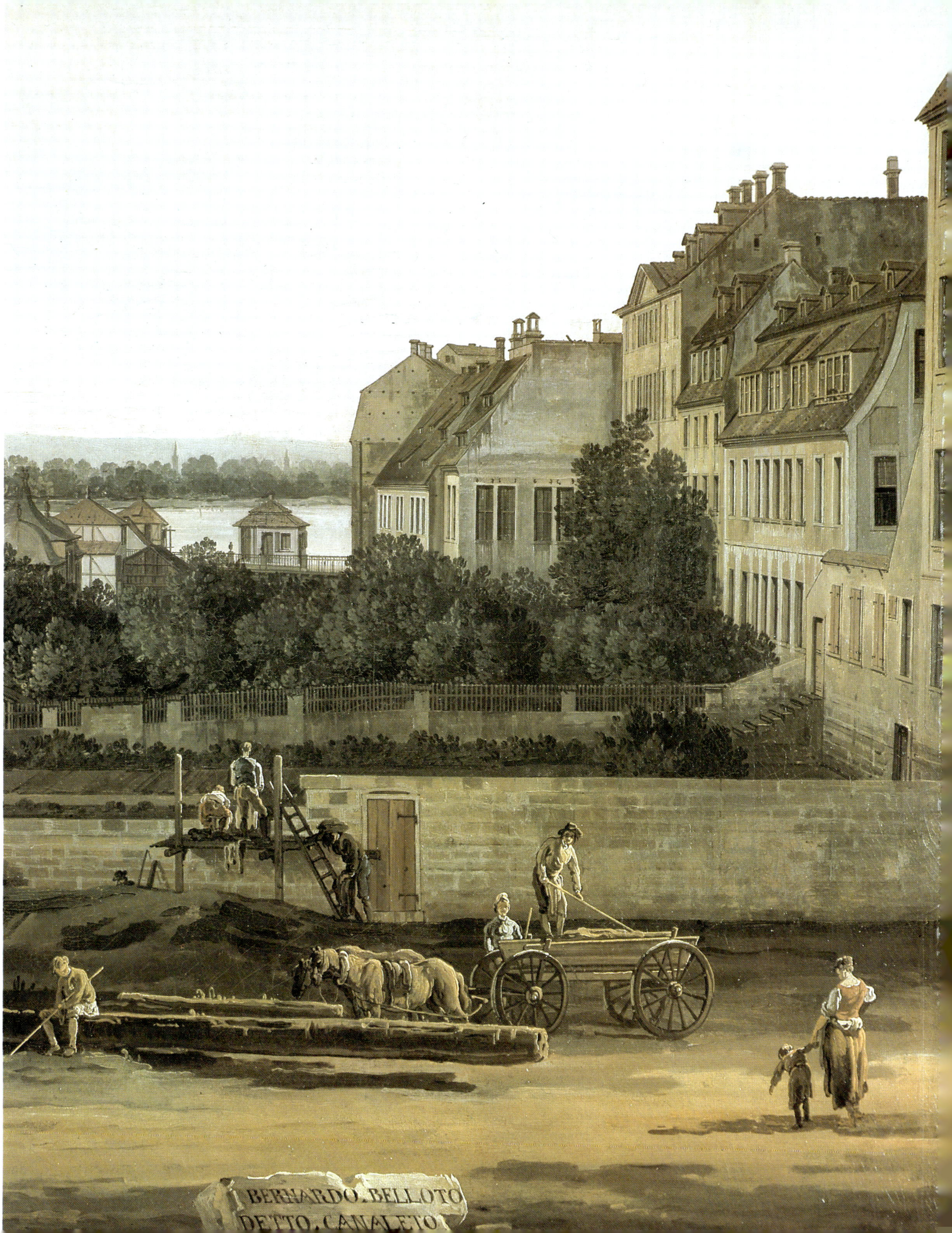
BERNARDO. BELLOTO
DETTO. CANALETO

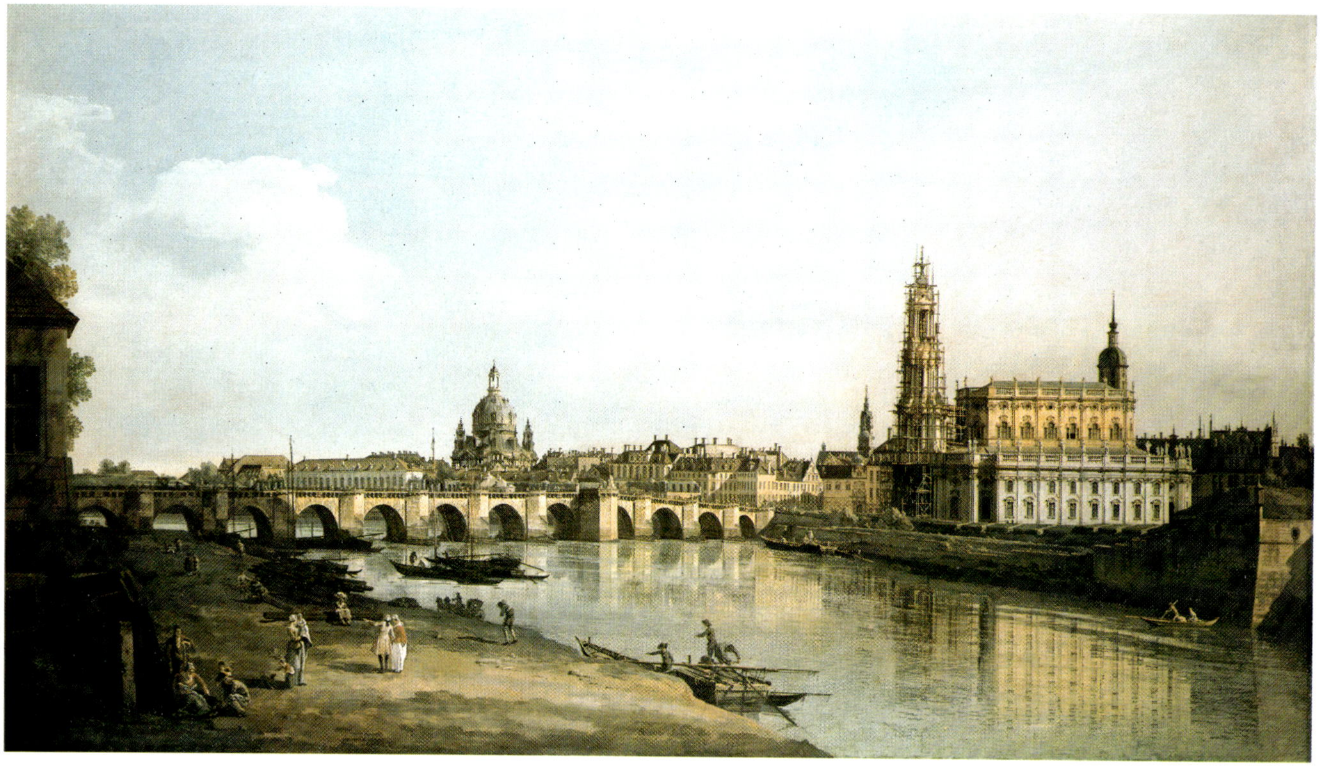

Die zweite Vedute malte Bellotto vom rechten Elbufer unterhalb der Augustusbrücke aus. Er wählte etwa die Höhe des Japanischen Palais. Im Vordergrund malte er figurale Szenen und das Leben auf dem Fluß. Von den Bauten sieht man diesmal die Westseite der Augustusbrücke mit ihrer leichten Bogenführung zunächst in der Bildmitte (Tafel 10). Auf dem hervorkragenden verstärkten fünften Pfeiler steht der Kruzifixus von Christoph Abraham Walther auf dem Sockel von Zacharias Longuelune. Der Kruzifixus wurde bereits 1658 geschaffen, fand aber erst 1730 nach dem Vorbild der Karlsbrücke in Prag hier seine Aufstellung. Der Pfeiler mit der Plastik versank 1845 bei einem Hochwasser in den Fluten. Die Brücke wurde 1907 abgerissen und durch eine neue von Wilhelm Kreis ersetzt. Jenseits der Brücke von links nach rechts erblickt man wieder die Brühlschen Bauten auf dem Festungswerk, das selbst hinter der Brücke unsichtbar bleibt (Tafel 11). Deutlicher als auf der ersten Vedute erscheint hier das Palais Brühl, dem das Palais Fürstenberg mit seinem aufsteigenden Giebel nach dem Schloßplatz vom Anfang des 17. Jahrhunderts folgt (Tafel 12). Über all diesen Bauten dominiert die Kuppel von George Bährs Frauenkirche mit ihren seitlichen Türmen (Tafel 11). Rechts vom Palais Fürstenberg, am Eingang der Augustusstraße, wird der Anfang von Giovanni Maria Nossenis seit 1586 errichtetem Langen Gang sichtbar. Daneben erkennt man die ersten Achsen des 1701 abgebrannten und 1717 wiederhergestellten Georgenbaus von Johann Georg Maximilian von Fürstenhoff. Darüber erhebt sich die Schmalseite der Turmfront der alten Kreuzkirche. Der wichtigste Bau auf der rechten Bildhälfte ist die seit 1738 im Bau befindliche Katholische Hofkirche von Gaëtano Chiaveri. Ihr Turm zeigt sich eingerüstet (Tafel 13). Als Bellotto seine Vedute 1748 malte, war er noch nicht vollendet. Bellotto entnahm ihn der Planung seines römischen Landsmannes. Interessant ist die Verschiedenheit der Abfärbung des Hochschiffs und der Seitenschiffe in Gelb und Weiß. Ganz sicher handelt es sich dabei nicht um die Verwendung verschiedenfarbigen Sandsteins, sondern um die Auftragung einer Schlämme, mit der der Bau einmal überzogen war. Heute präsentiert er sich in rohem Sandstein. Über dem Kirchenschiff erscheint die Haube von Klengels Hausmannsturm des Schlosses. Die Vedute schließt mit der rechtwinkligen Ecke des Festungswerkes, mit der Bastion Sol, ab. Nach ihrem Abbruch 1818 wurde an ihrer Stelle die Calberlasche Zuckersiederei errichtet, die nach 1850 zum Hotel Bellevue ausgebaut wurde.

DETAILS

10 · Das Neustädter Ufer mit Staffage und Pfeilern der Augustusbrücke
11 · Das linke Elbufer mit der Gemäldegalerie Brühl und der Frauenkirche
12 · Das Palais Brühl mit Gartenanlagen und das Palais Fürstenberg
13 · Das Palais Fürstenberg, der Lange Gang mit dem Georgenbau und die Hofkirche, dahinter der Turm der Kreuzkirche

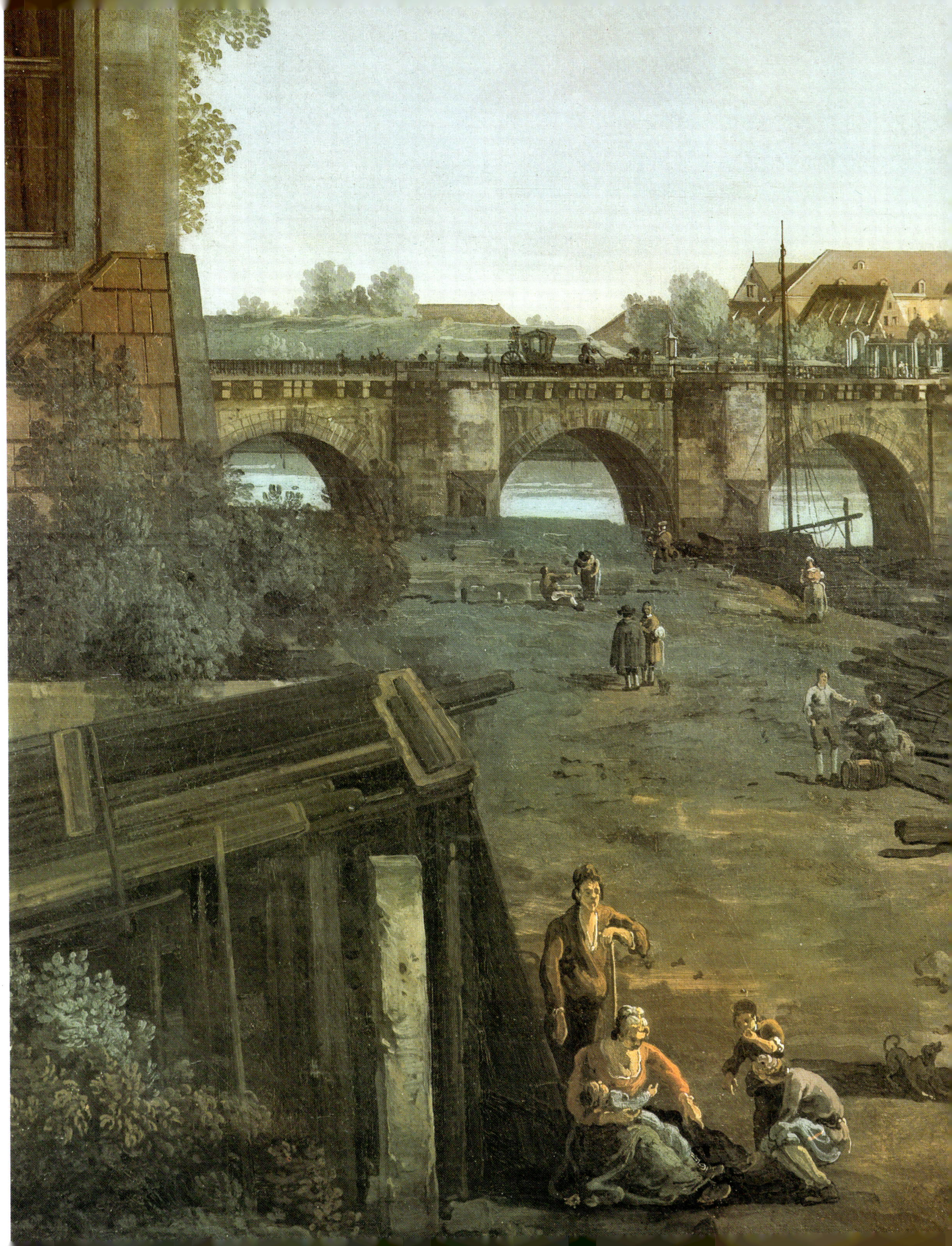

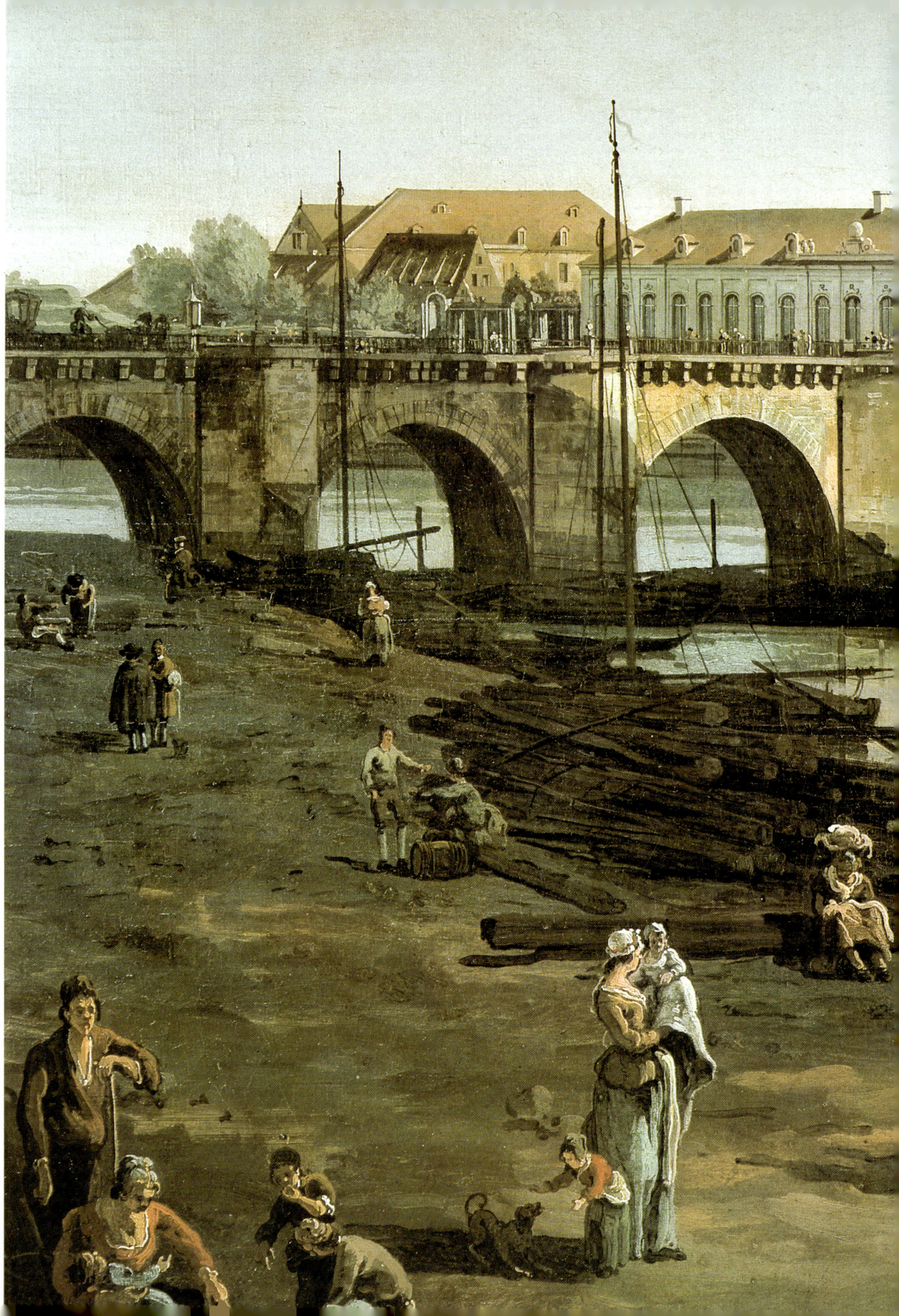

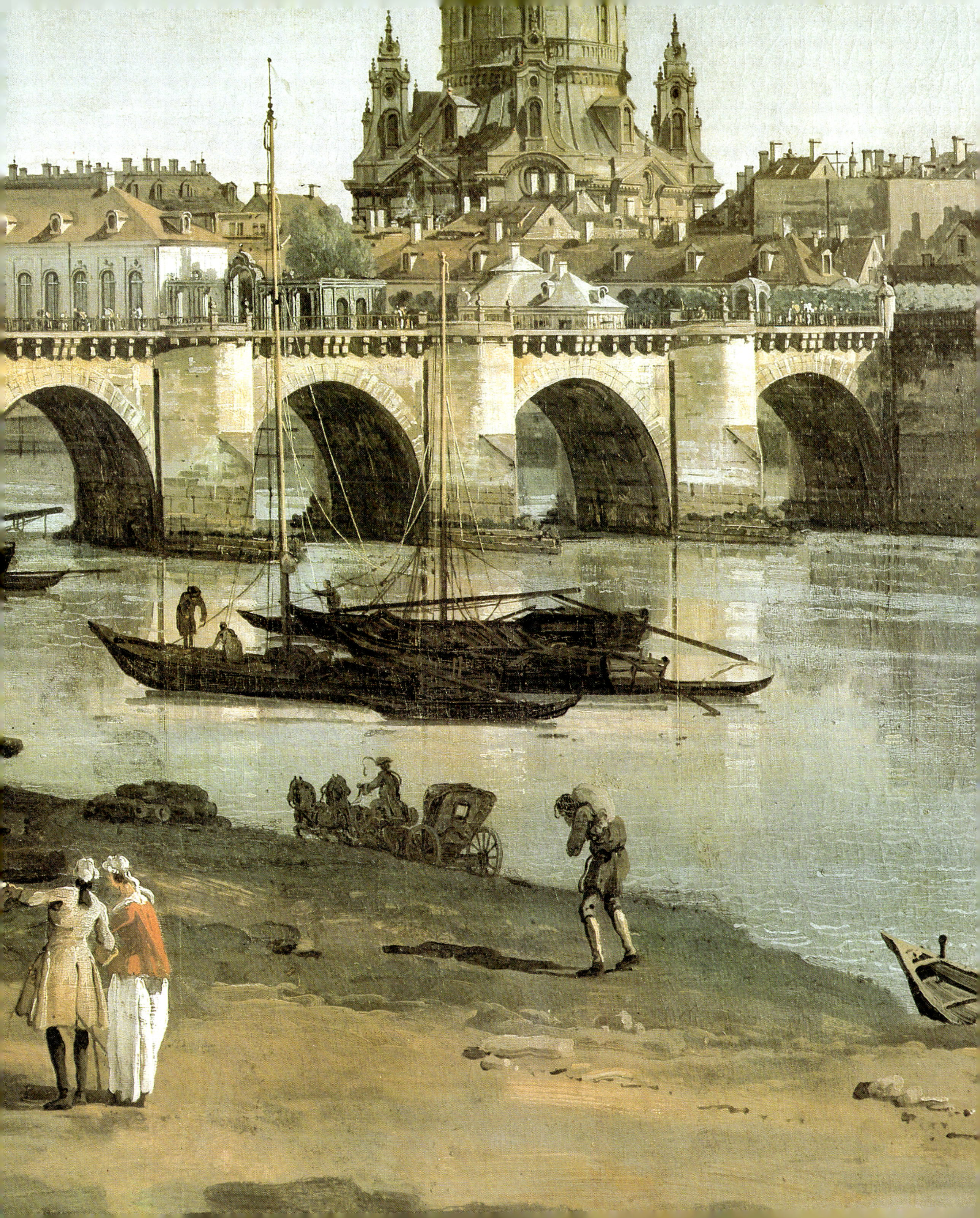

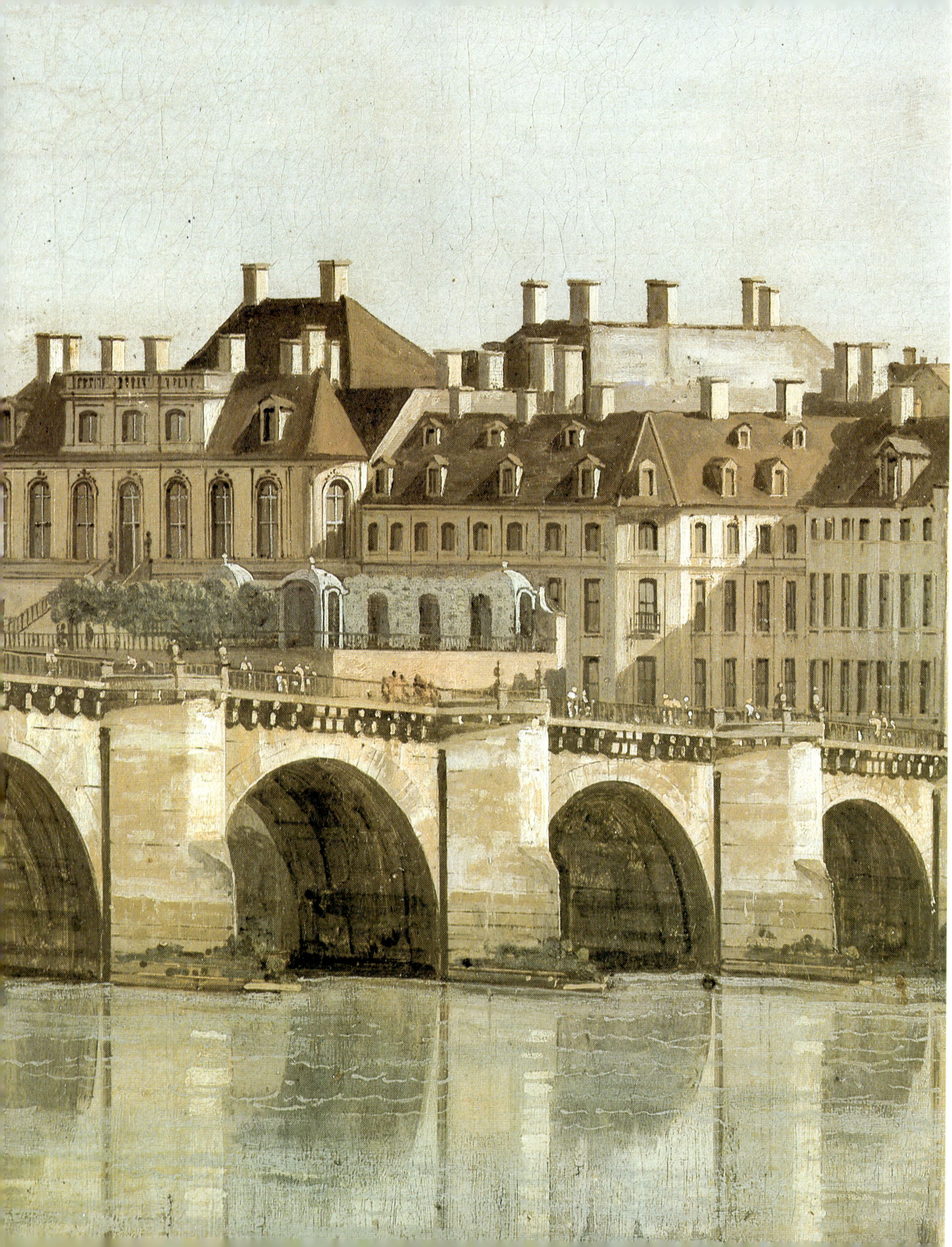

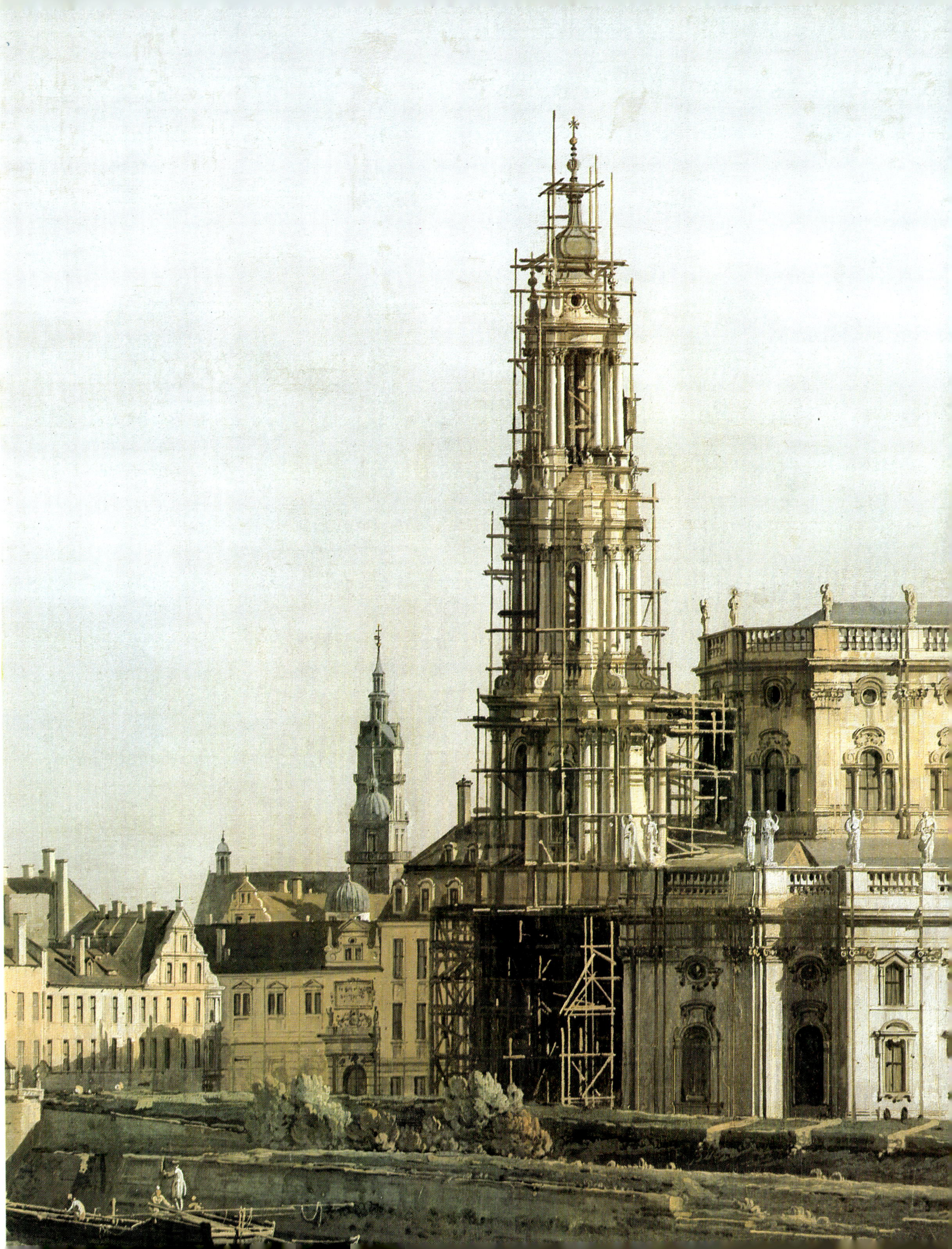

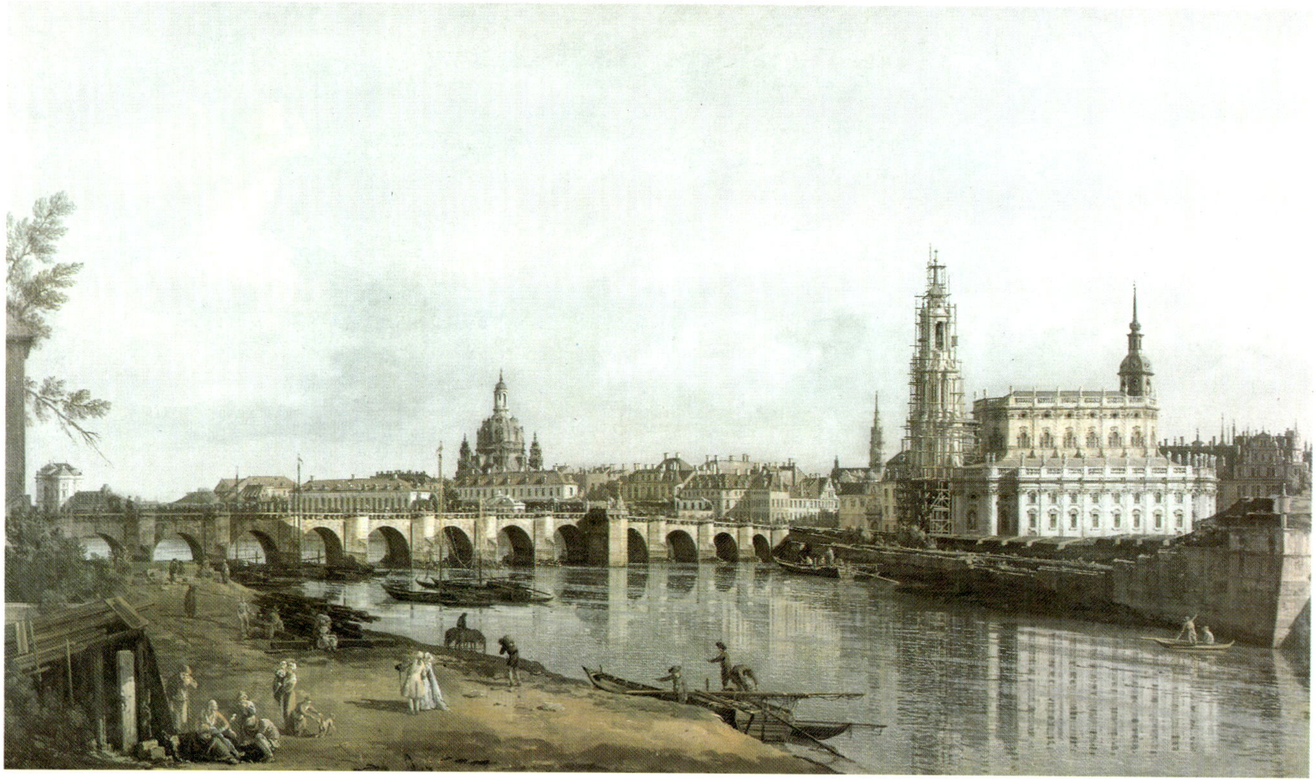

Die spätere, verkleinerte Replik bringt neben Veränderungen in der Staffage am linken Bildrand über der Brücke das von Johann Christoph Knöffel 1749 bis 1751 errichtete zweite Belvedere, den Nachfolgebau des 1747 zerstörten Lusthauses auf der Jungfernbastei (Tafel 15). Dem kostbaren zweigeschossigen Rokokobau war nur eine kurze Lebensdauer beschieden, da ihn Friedrich II. von Preußen im Jahre 1759, bei der Besetzung von Dresden im Siebenjährigen Krieg, wie andere Brühlsche Bauten auch, willkürlich zerstören ließ. Das Belvedere fehlt auf dem ersten Gemälde, da damals noch die Ruinen des ersten standen.

DETAIL

15 · Das Brühlsche Belvedere auf der Jungfernbastei
mit anschließendem Nagelwerk

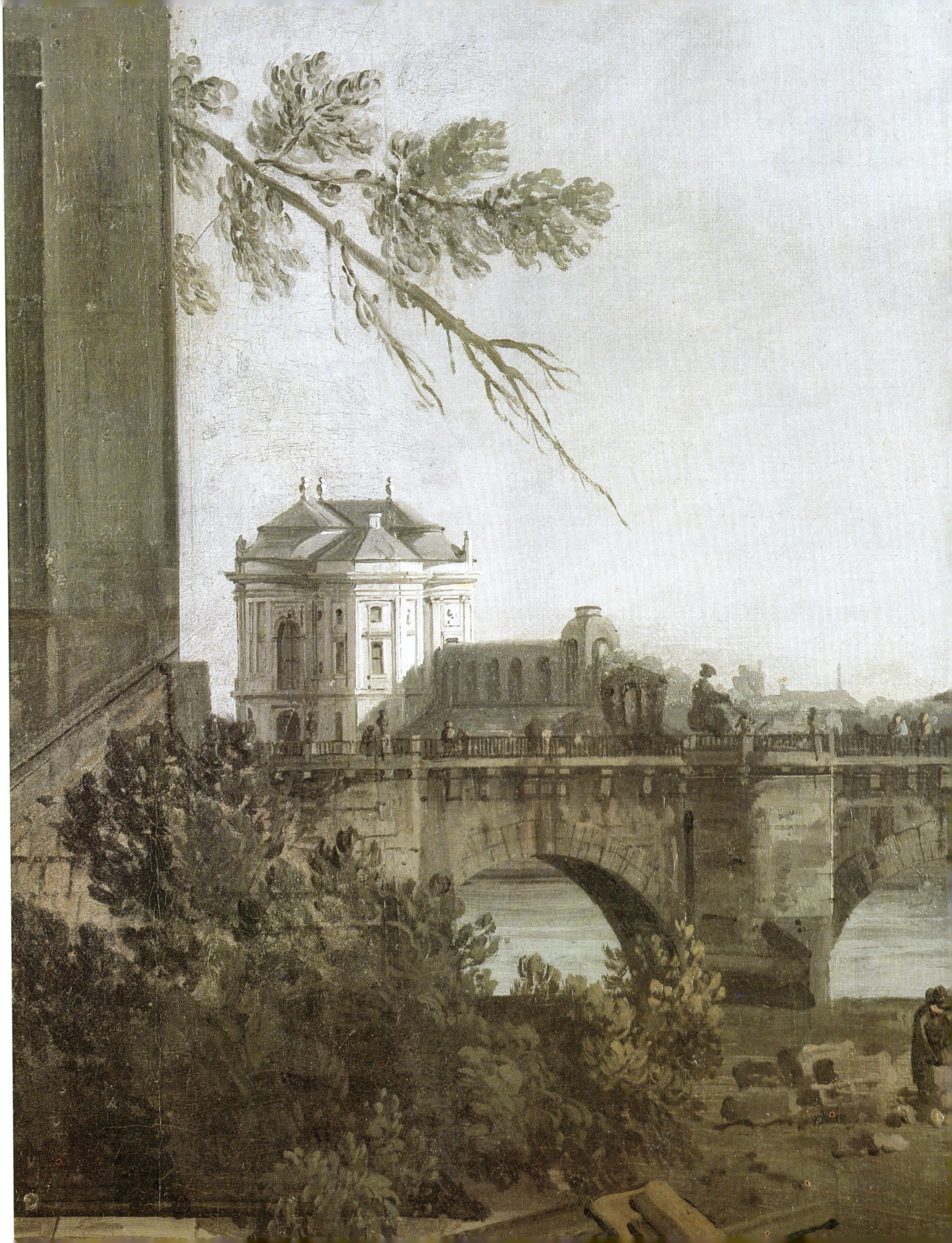

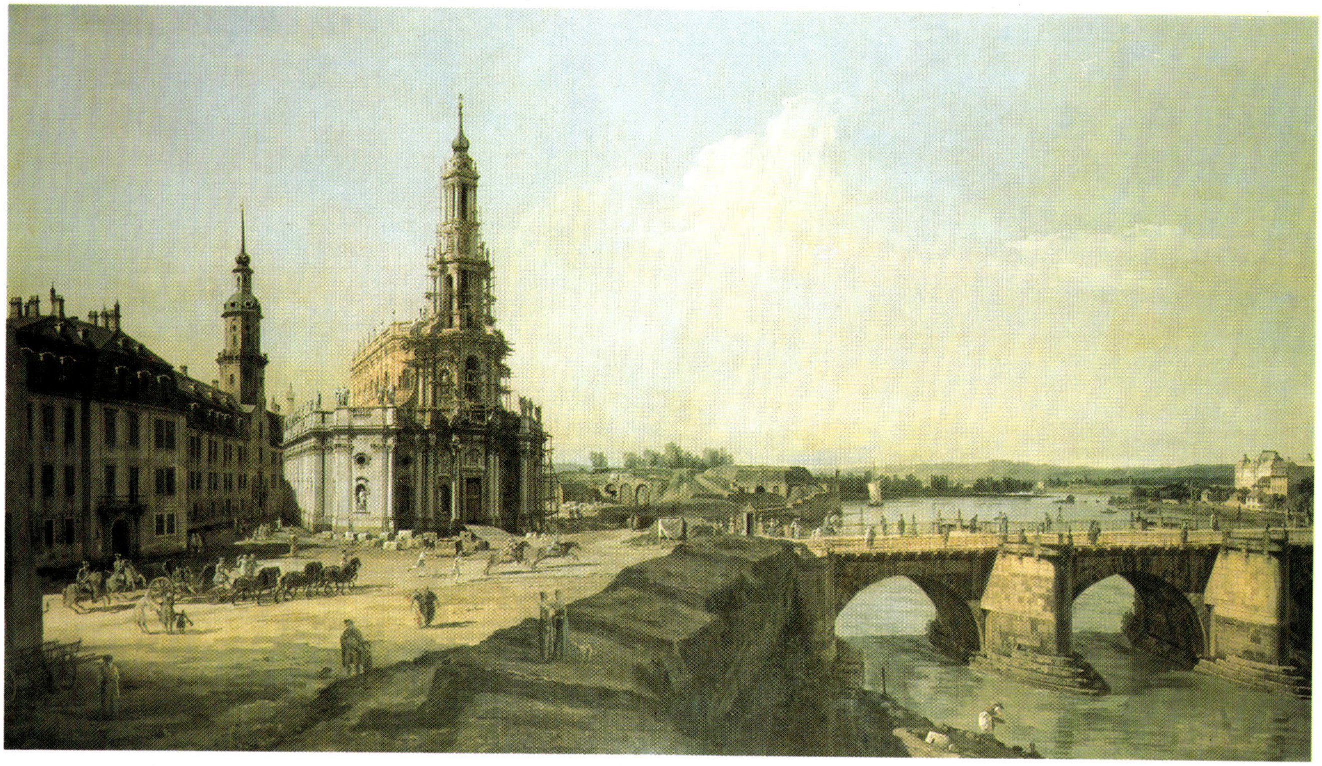

Die Ansicht Dresdens vom linken Elbufer aus ist die dritte, die Bernardo Bellotto mit Elbe und Augustusbrücke sowie den anliegenden barocken Bauten schuf. Sie vermittelt den Blick über den Schloßplatz von den Festungswerken aus, auf denen jetzt der Brühlsche Garten vor dem Brühlschen Palais lag. Die der Terrasse vorgelegte Treppe stand damals noch nicht. Der Schloßplatz war erst wenige Jahre zuvor seit 1737 nach dem Abbruch des Elbtores und der Münze durch Zuschüttung von zwei Brückenpfeilern entstanden, als man Raum für die 1738 begonnene Errichtung der Katholischen Hofkirche Gaëtano Chiaveris benötigte. Bellotto hat sie hier nach den Plänen des Architekten nicht wie auf der vorigen Vedute nur eingerüstet, sondern sogar bereits vollendet dargestellt (Tafel 17). Links von der Kirche erscheint das Residenzschloß mit dem mittelalterlichen Hausmannsturm und der barocken Laterne mit der Haube Wolf Caspar von Klengels von 1674/76. Der vordere Teil, der Georgenbau, war 1701 abgebrannt, und Johann Georg Maximilian von Fürstenhoff hatte ihn 1717 vereinfacht mit dem Renaissanceportal von 1534 wieder aufgebaut. Die linke vordere Bildecke gehört zum Palais Fürstenberg vom Ende des 16. Jahrhunderts. Der mittlere Hintergrund wird von den Kasematten des Festungswerkes mit der Bastion Sol abgeschlossen (Tafel 19). Es folgt der Stadtgraben. Hinter diesem beginnt das Kleine und das Große Gehege, schon über der Elbe liegen die Lößnitzberge. Die Augustusbrücke präsentiert sich mit den ersten Bögen (Tafel 18) nach ihrer Erweiterung von Matthäus Daniel Pöppelmann und Johann Gottfried Fehre 1727 bis 1731. Auf dem rechten Elbufer der Neustadt zeigt sich das wiederholt umgebaute und 1727 bis 1736 erweiterte Japanische Palais mit seinen Gartenanlagen (Tafel 20). Bellotto hat das Gemälde durch charakteristische Staffagefiguren bereichert. Auf dem Platz erscheint König August III. in seiner Staatskarosse. Reiter und Läufer eilen ihm nach der Brücke voraus.

DETAILS

17 · Der neue Georgenbau mit Schloß und Hausmannsturm sowie Katholischer Hofkirche
18 · Aufgang zur Augustusbrücke, im Hintergrund die Elblandschaft mit der Lößnitz
19 · Die Festung mit der Bastion Sol und der Mündung des Stadtgrabens
20 · Das rechte Elbufer mit Japanischem Palais und den Gartenanlagen

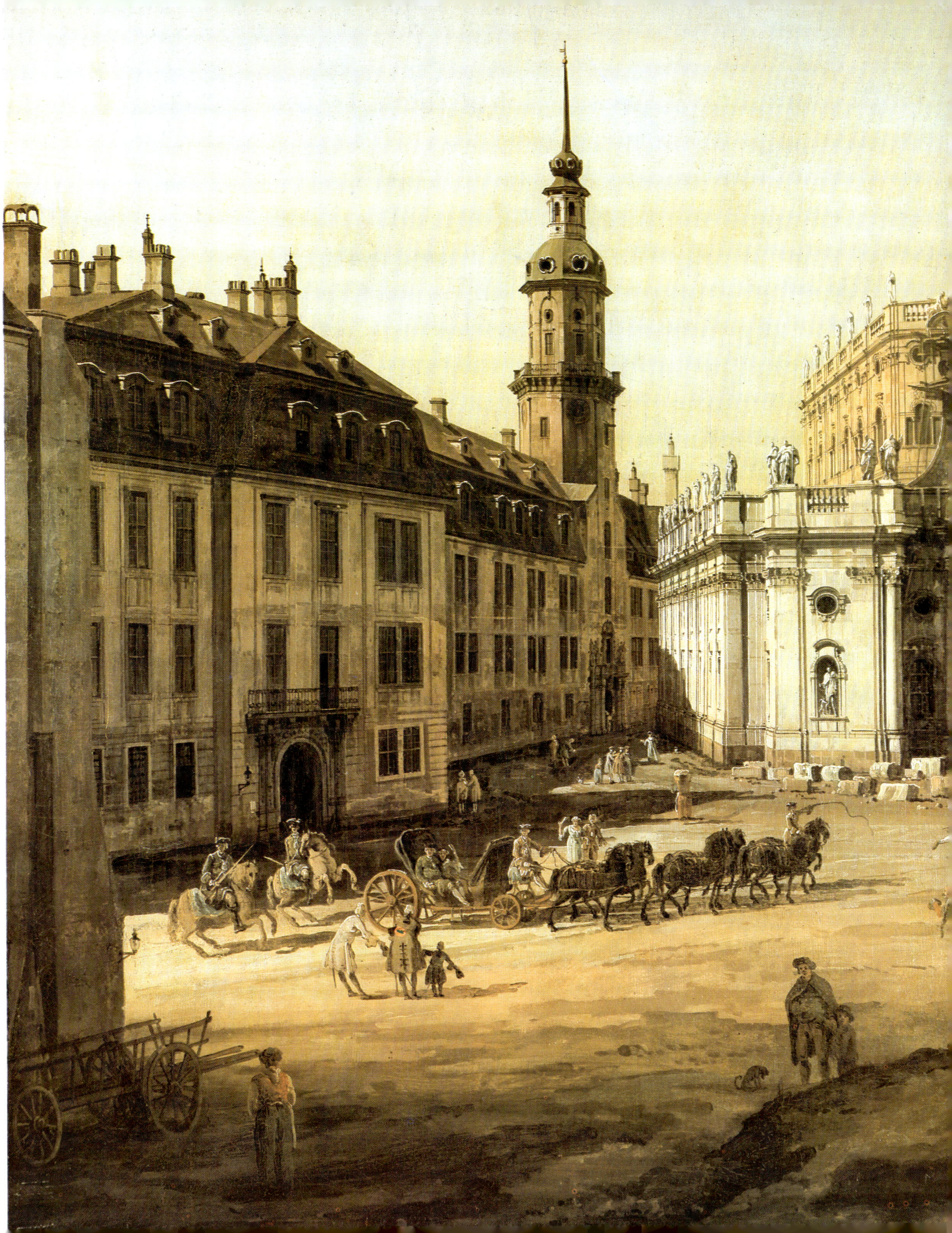

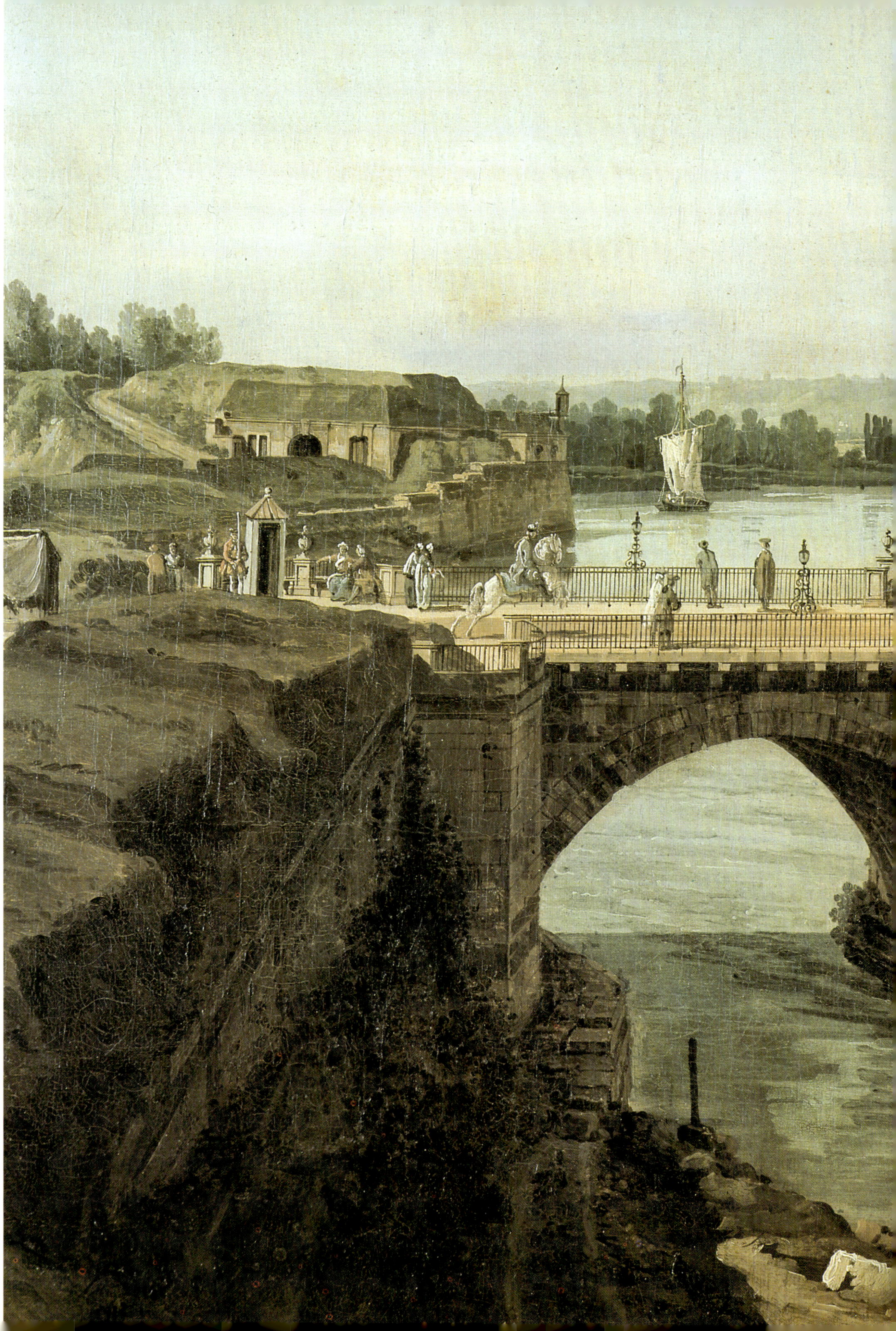

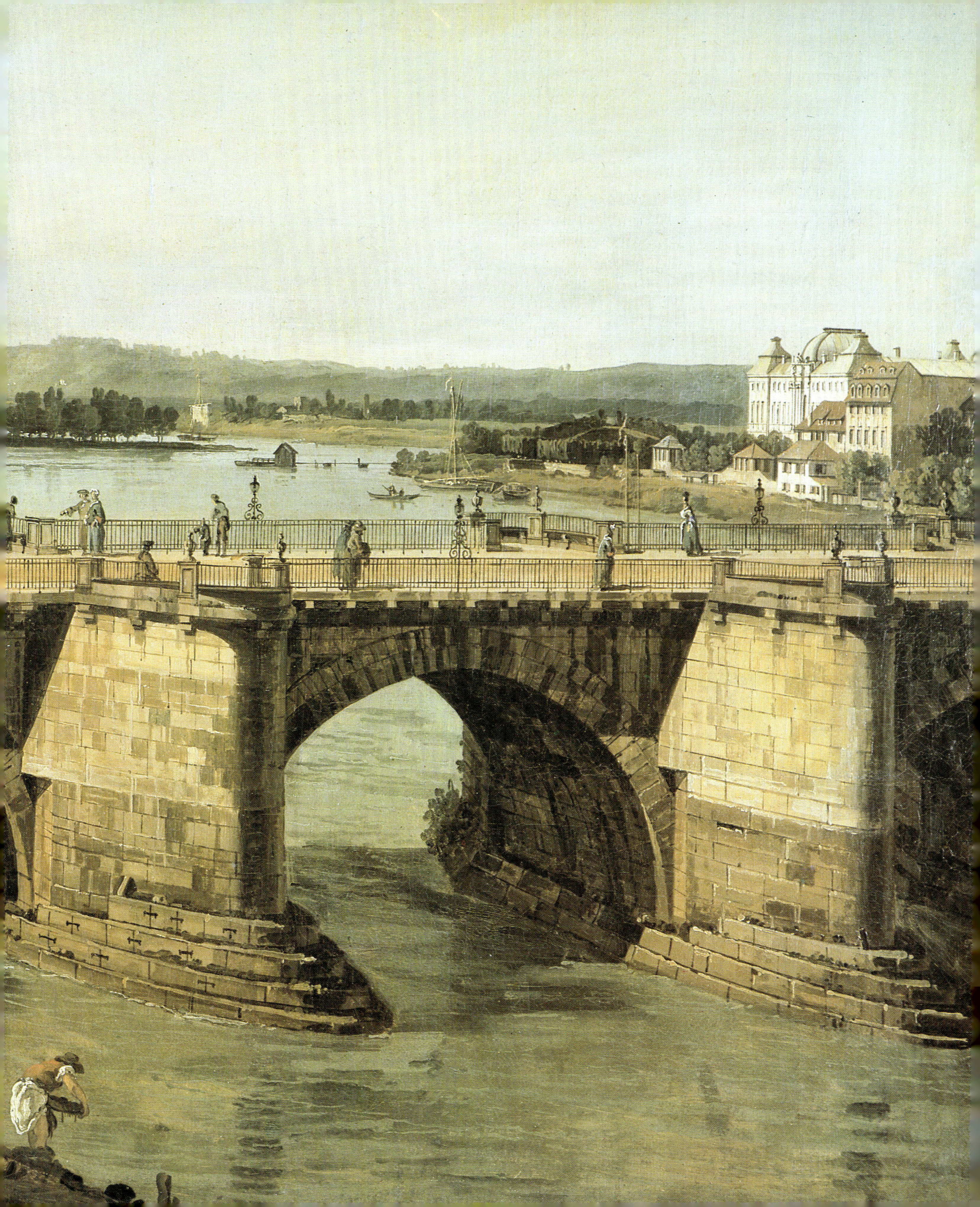

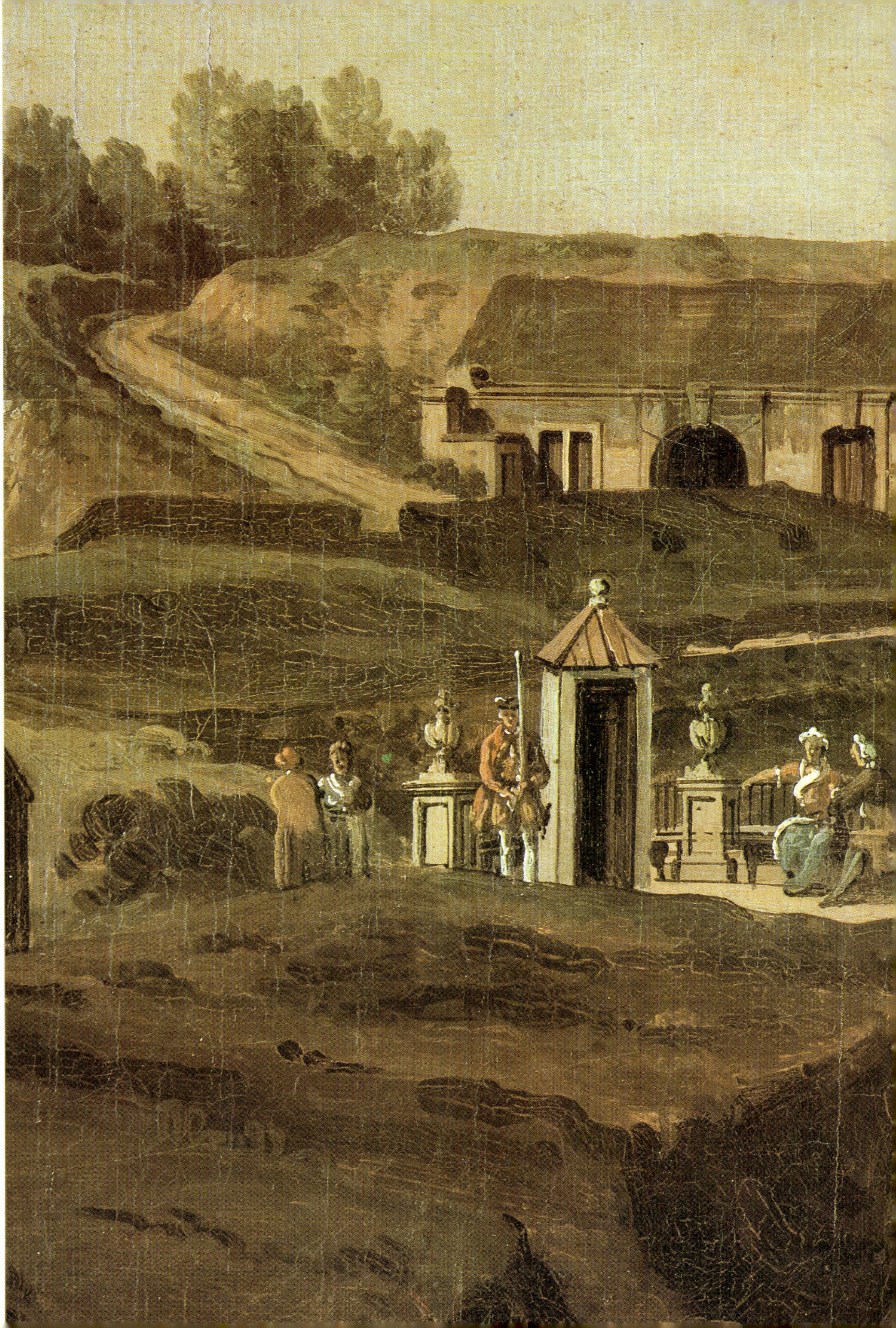

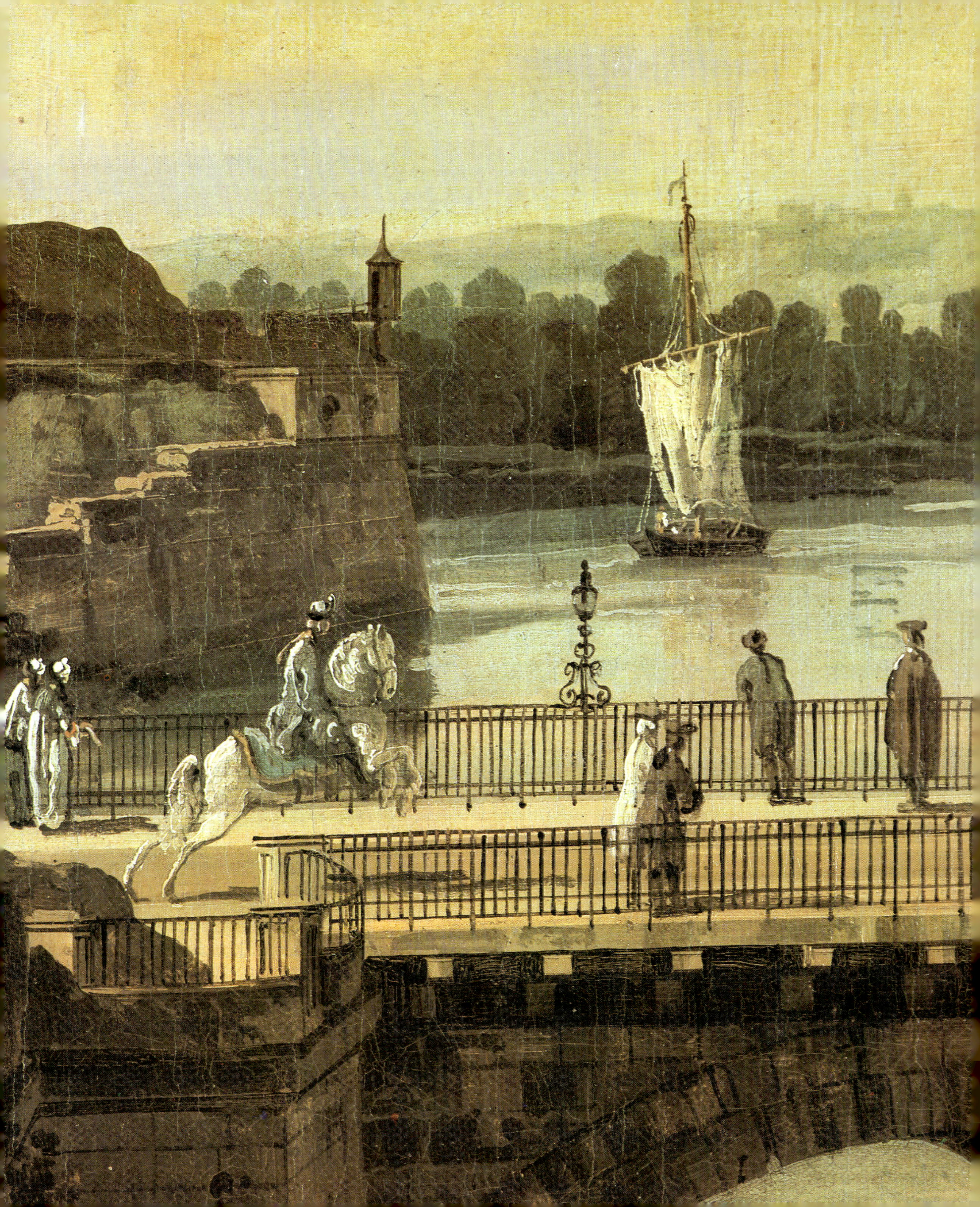

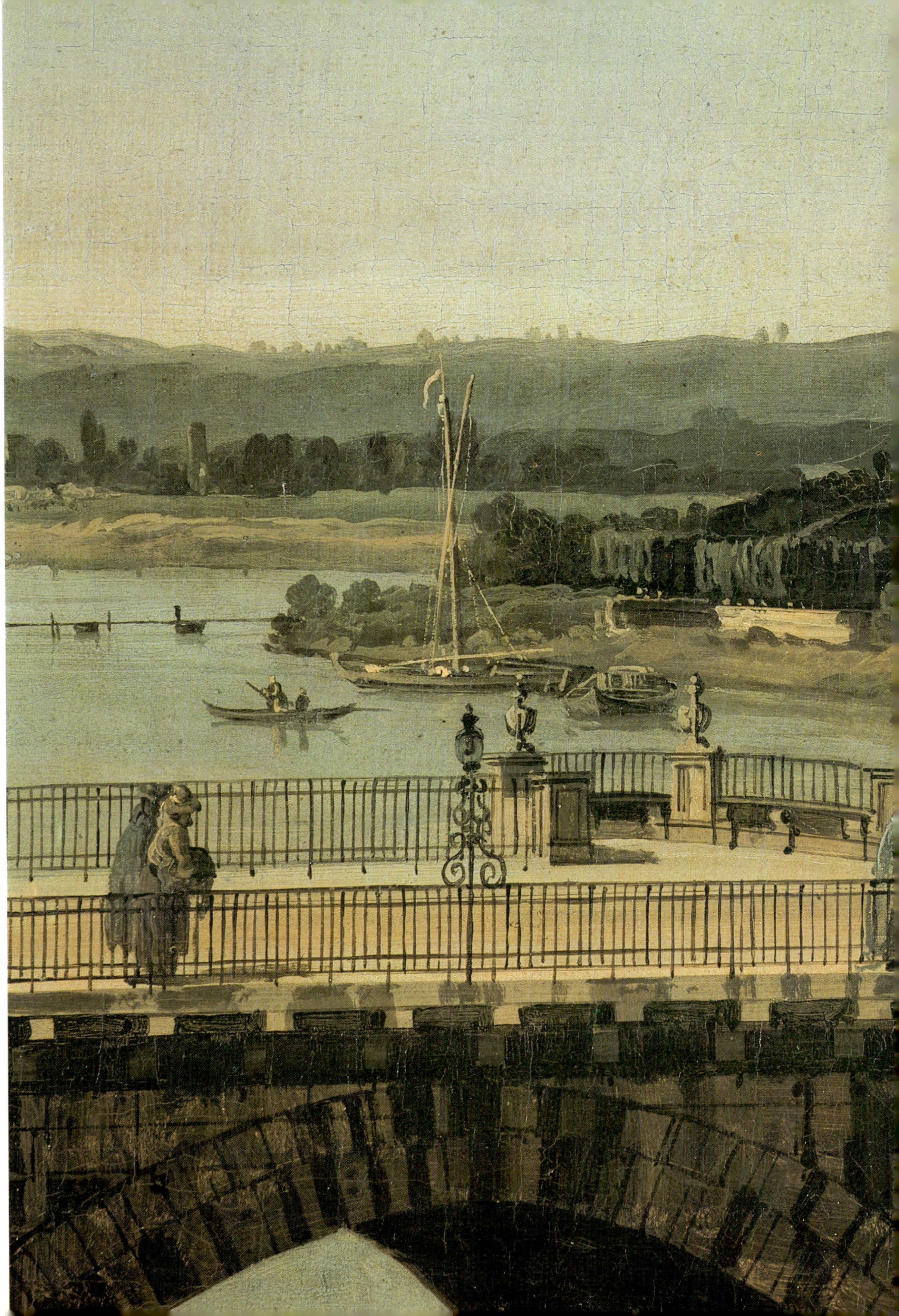

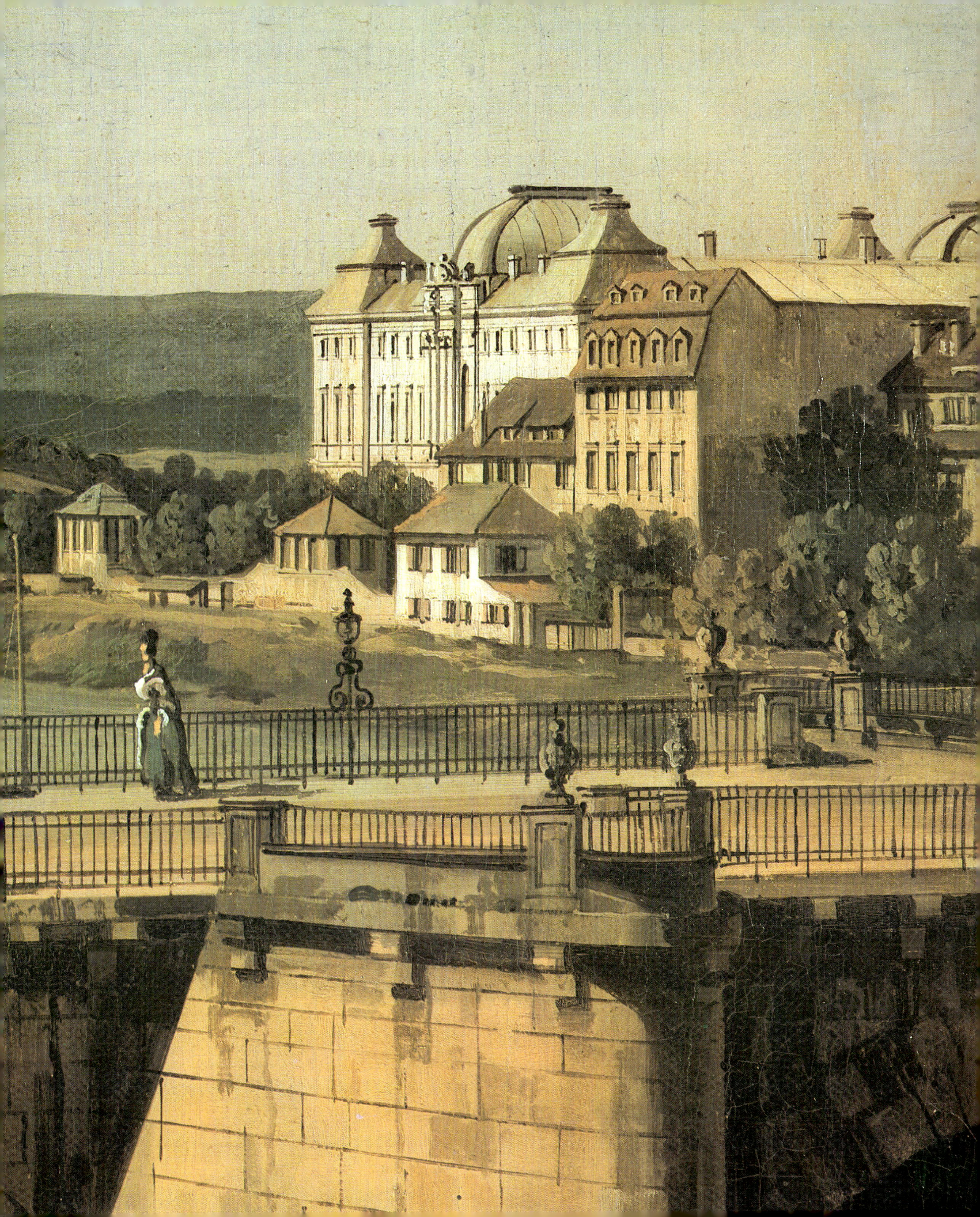

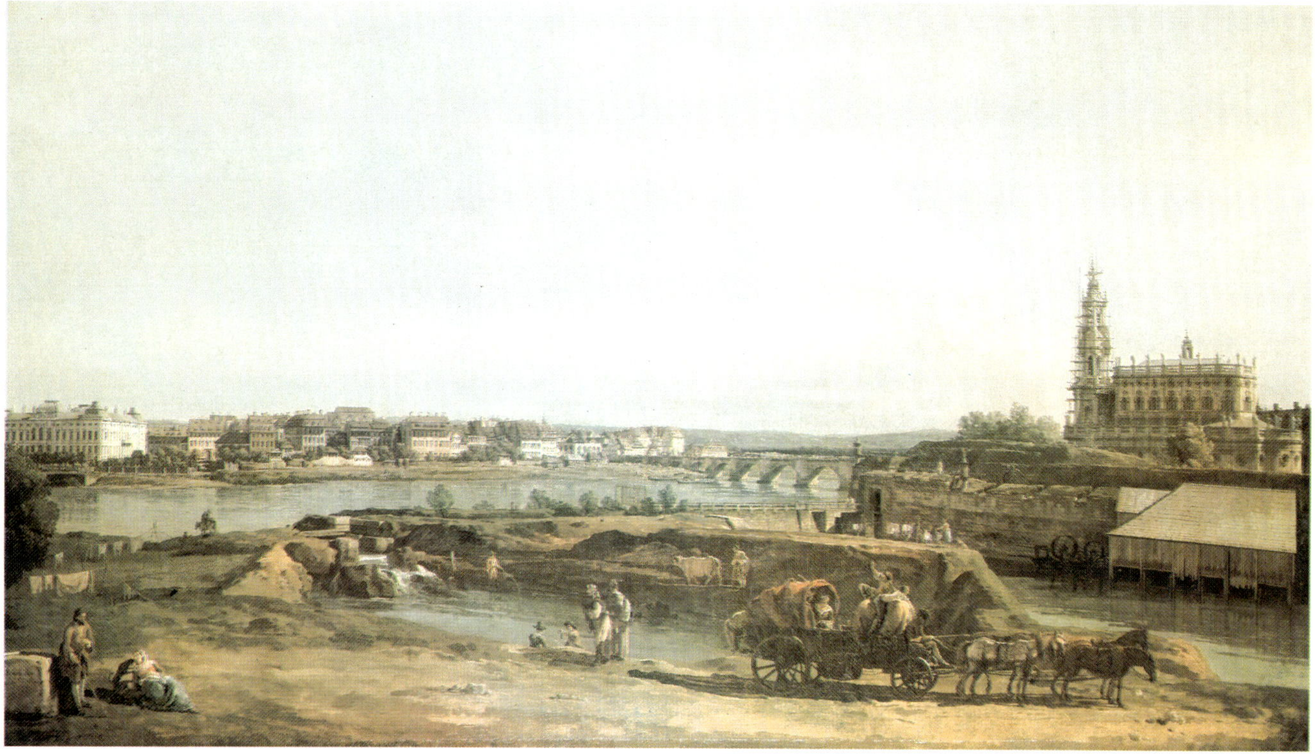

Den Standpunkt des vierten Gemäldes um die Festung Dresden mit der Elbansicht wählte Bellotto von unterhalb der westlichen Bastion Sol mit ihren Kasematten. Von hier aus führte eine Pforte in die Stadt selbst (Tafel 22). Vor ihr mündete damals noch der Stadtgraben in die Elbe. Der Maler hat diese verwahrlosten Teile des Stadtrandes mit romantischer Staffage belebt. Am rechten Bildrand erscheint die Westansicht der Hofkirche wieder mit dem noch nicht stehenden eingerüsteten Turm. Hinter dem Dach des Hochschiffs ragt die Frauenkirche mit ihrer Laterne empor. Die Elbe, die in der Bildmitte mit der Augustusbrücke abschließt, bleibt von Staffage unbelebt. Der Blick über den Fluß reicht vom Japanischen Palais bis zum Blockhaus mit dem Brükkenaufgang (Tafel 24), weiter zu den Hausfronten östlich der Brücke und schließt mit einer Andeutung der Loschwitzer Bergzüge ab (Tafel 25). Das Japanische Palais zeigt die östliche und die westliche Fassade nach dem Erweiterungsbau von Matthäus Daniel Pöppelmann, Zacharias Longuelune und Johann Christoph Knöffel von 1727 bis 1736. Es ist ein heller Sandsteinbau mit grün patiniertem Kupferdach und akzentuierten Eckaufbauten. Vor ihm liegt die französische Gartenanlage. Die Bauten entlang der Elbfront waren in den letzten beiden Jahrzehnten vor dem Gemälde entstanden. Als bedeutendster Bau erscheint das unvollendete Blockhaus am Brückenaufgang, von Zacharias Longuelune 1732 begonnen (Tafel 25). Es war als Pyramidengebäude geplant und dann liegengeblieben, bis ihm Johann Georg Maximilian von Fürstenhoff nach 1749 ein Mezzaningeschoß aufsetzte. Seit dieser Zeit fand es als Neustädter Wache Verwendung.

DETAILS

22 · Die Bastion Sol mit der Pforte in die Stadt
23 · Die Bastion Sol mit der Augustusbrücke und der Hofkirche sowie mit reicher Staffage
24 · Die Weißeritzmündung mit Neustädter Elbufer vom Japanischen Palais bis zum Blockhaus
25 · Das Neustädter Elbufer mit Brücke vom Blockhaus nach Osten

22

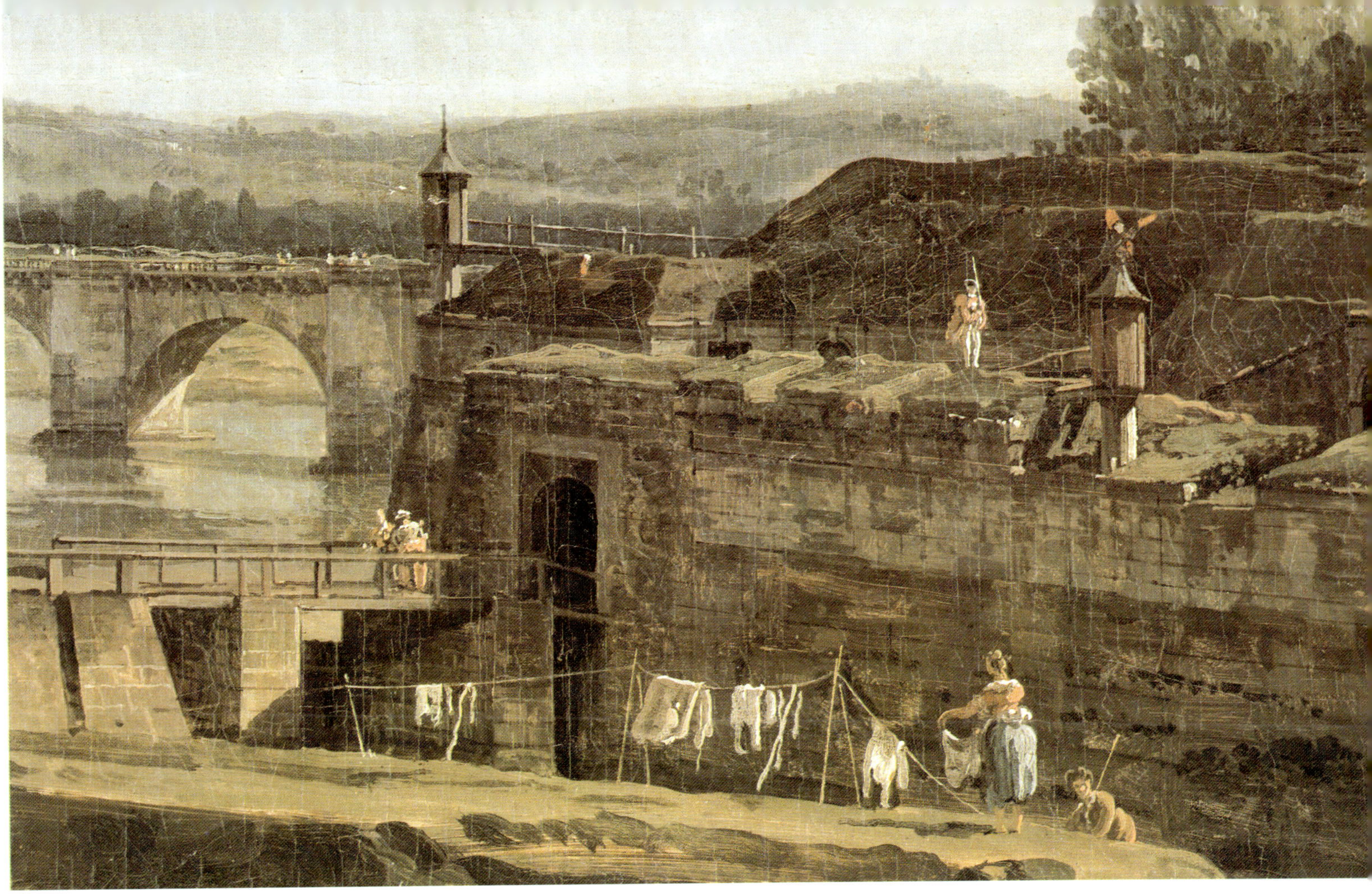

23

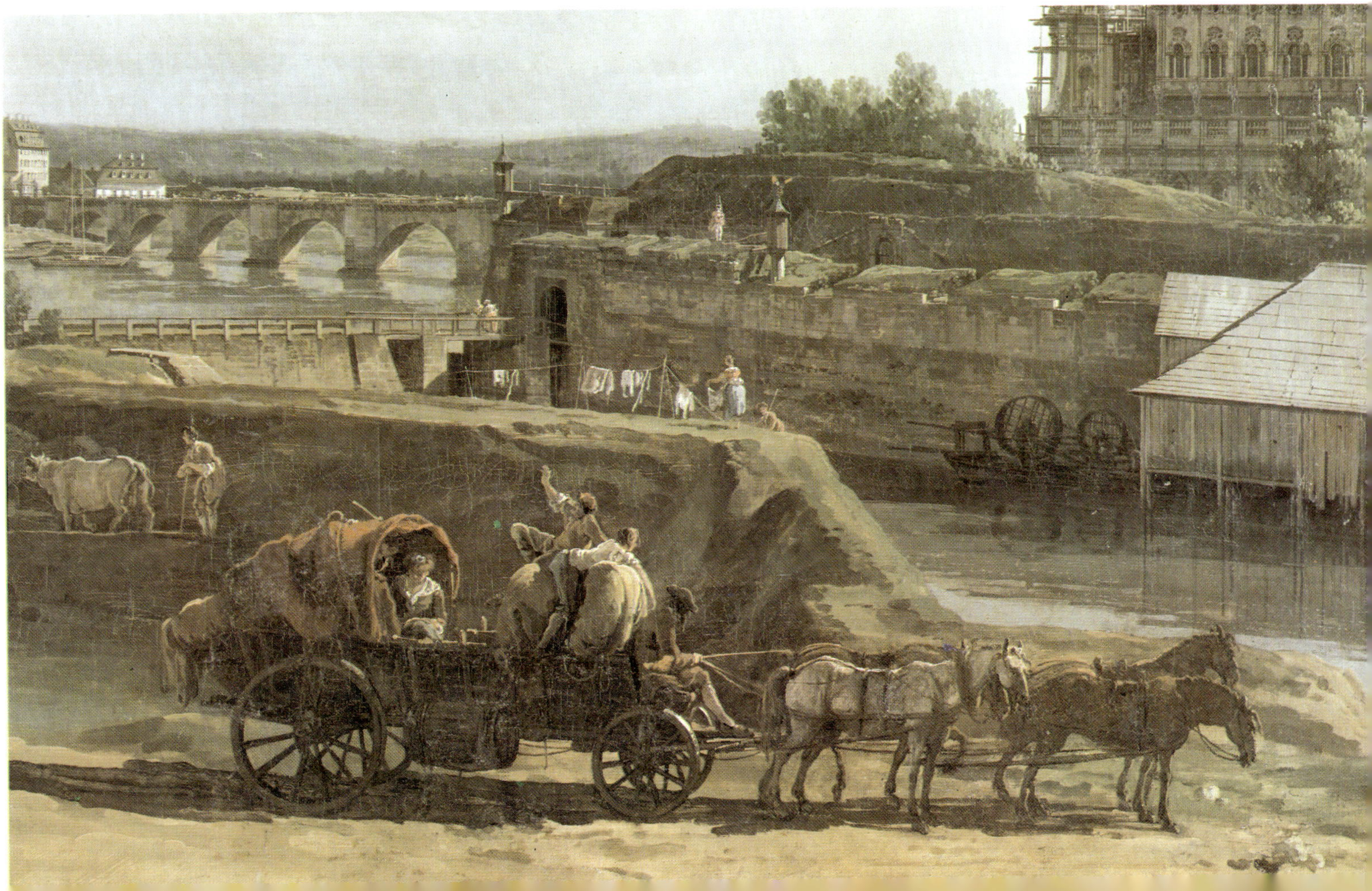

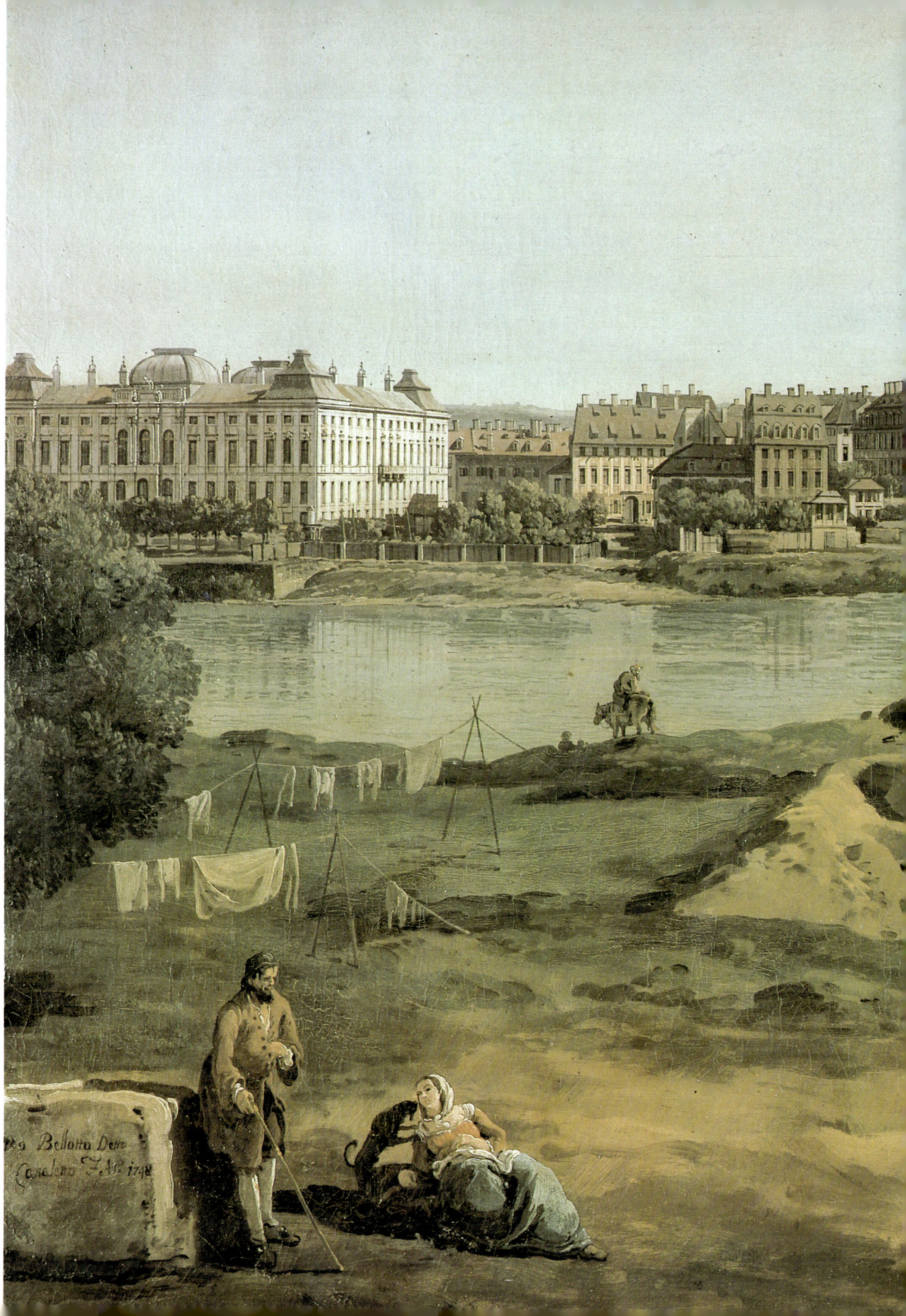
Bellotto Detto
Canaletto F. A° 1748

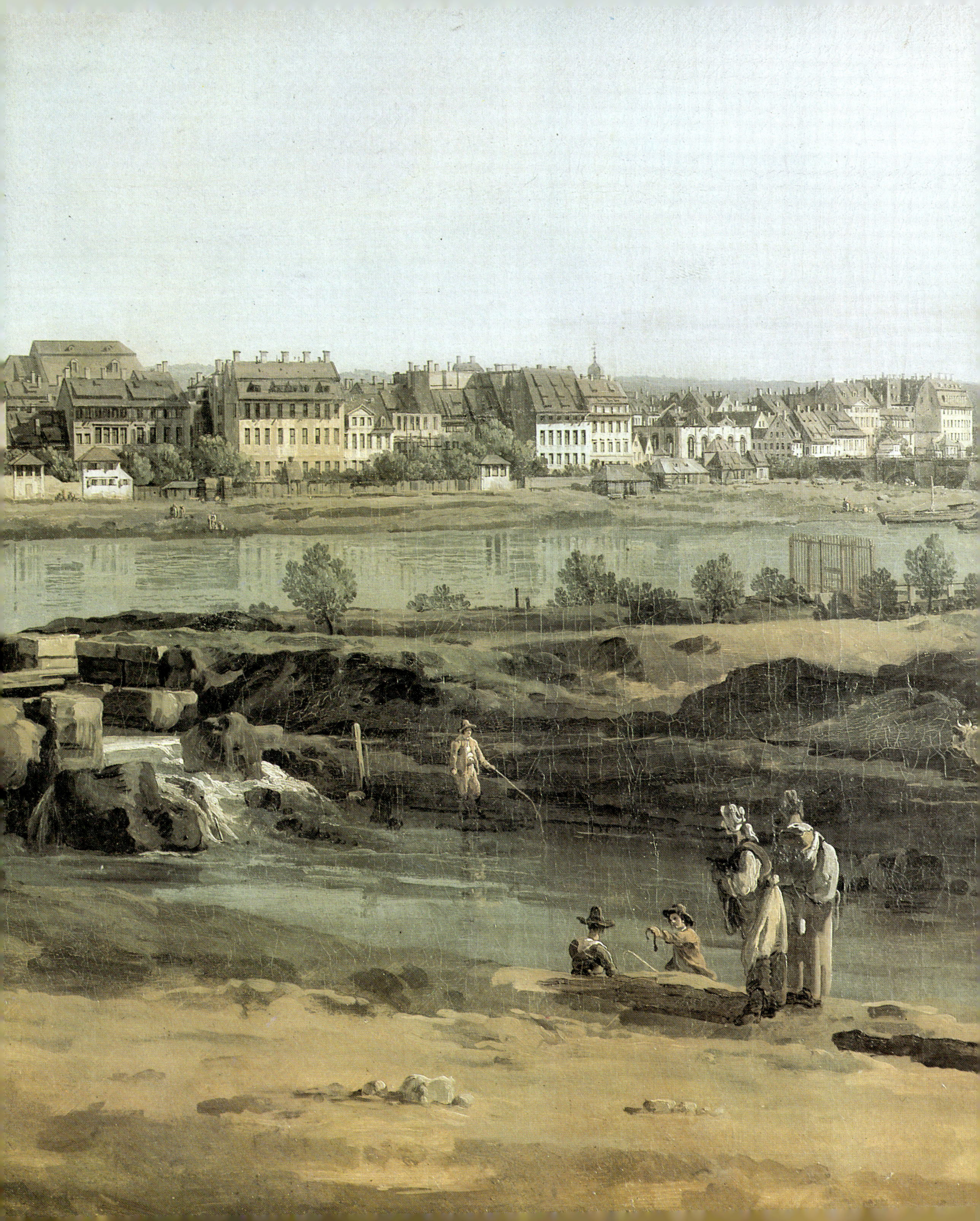

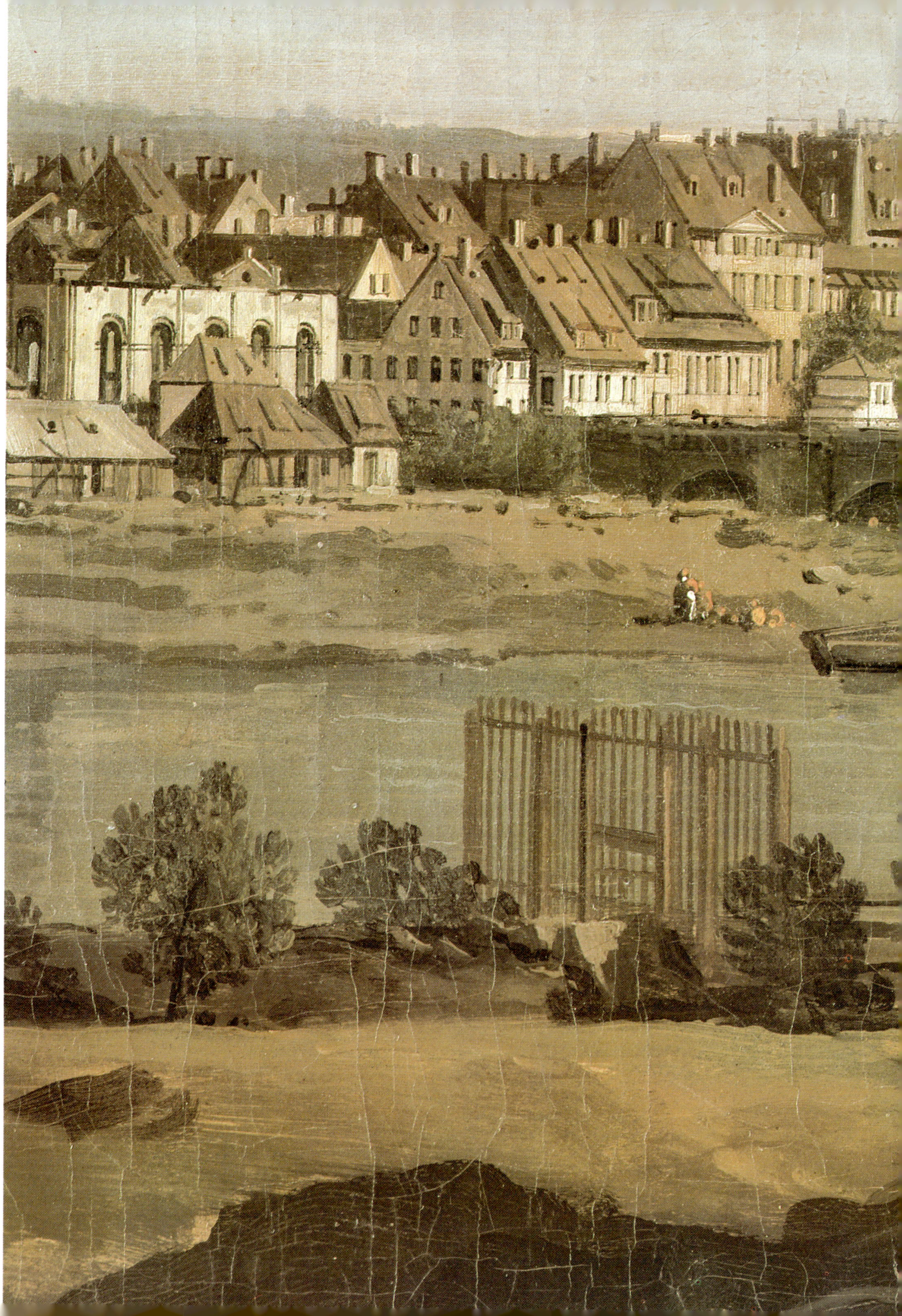

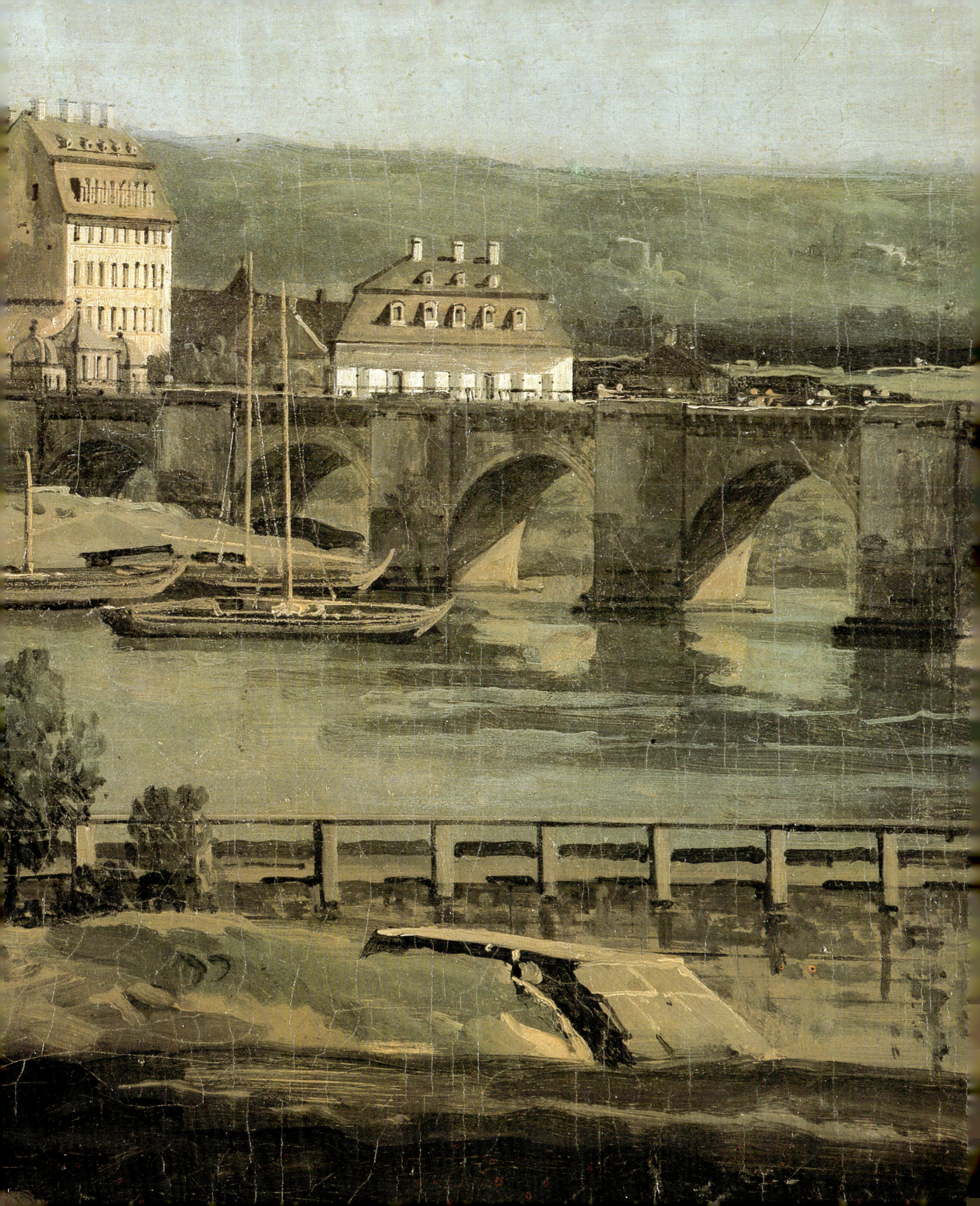

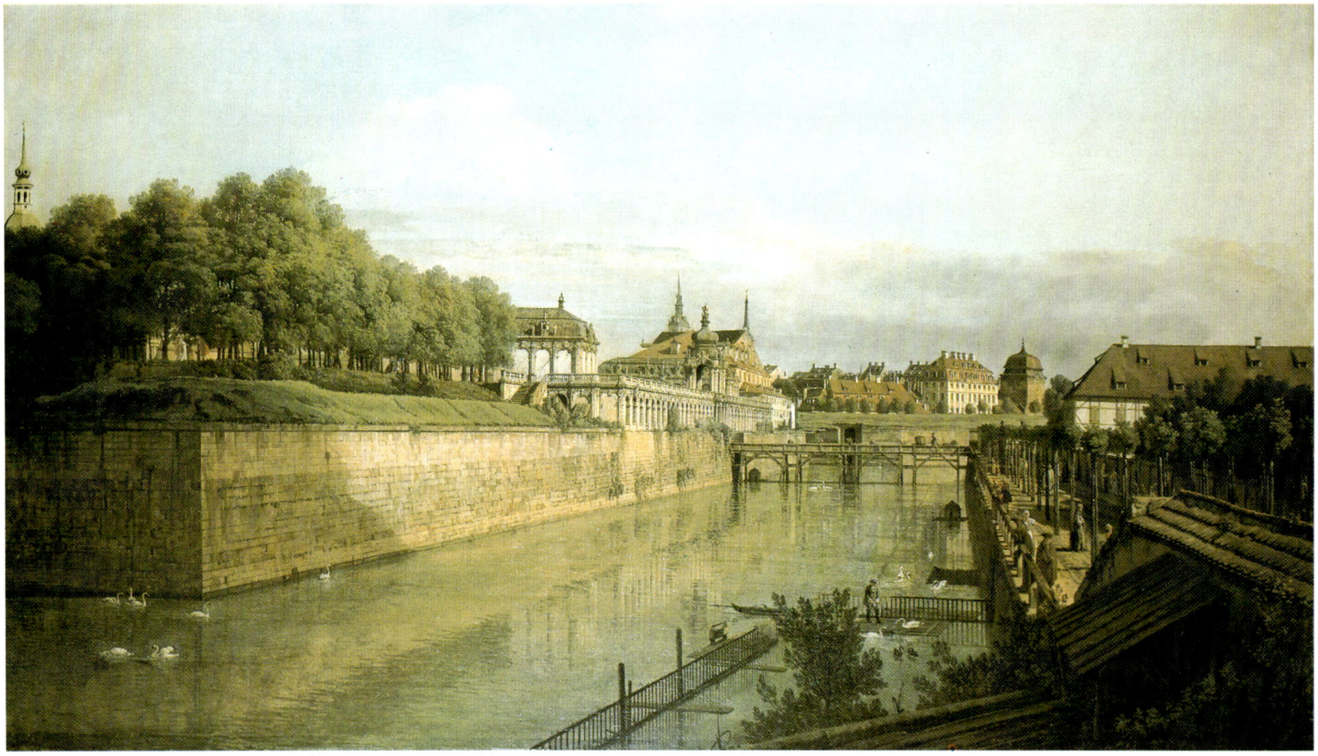

Die Vedute zeigt den Stadtgraben links beginnend mit der sogenannten «Scharfen Ecke» der Lunabastei mit ihrem Baumbestand, über dem ganz links die Laterne des Schloßturmes herausragt. Auf dem Festungssockel von der «Scharfen Ecke» aus erhebt sich der Zwinger Pöppelmanns, von dem links der früheste Pavillon, der Mathematische Salon von 1710–1714, und rechts anschließend die Langgalerien mit dem Kronentor von 1714–1718 sichtbar werden (Tafel 28). Unter dem Portal des Kronentores führt eine Holzbrücke zur Ostraallee (seit 1964 Julian-Grimau-Allee) hinüber mit ihrem jungen Baumbestand. Die Holzbrücke war das Zugeständnis Augusts des Starken an die Militärs. Sie konnte bei kriegerischen Ereignissen sofort abgebrochen werden. Bei der Schleifung der Festungswerke im Jahre 1812 wurde der Graben zugeschüttet, 1929 und 1949 bei den Wiederherstellungsarbeiten des Zwingers, wenn auch schmaler, wieder freigelegt. Im Hintergrund zeigen sich noch folgende bedeutende Bauwerke: Über dem rechten der stadtseitig gelegenen Zwingerpavillons von 1718/19 und dem dahinterliegenden Opernhaus Matthäus Daniel Pöppelmanns vom gleichen Jahr erhebt sich das Dach der Franziskanerkirche des 13. Jahrhunderts, die seit 1599 als evangelische Sophienkirche wiederhergestellt und seit 1737 als Evangelische Hofkirche genutzt wurde. Über dem Kirchendach erscheint das oberste Geschoß des Turmes der Kreuzkirche, während die kleine Spitze zu dem von Johann Christoph Knöffel errichteten und im 19. Jahrhundert wieder abgetragenen Turm der Sophienkirche gehört. Weiter über dem Grabenknick geht der Blick auf eine Reihe von bürgerlichen Bauten bis zu dem sogenannten Adamschen Haus von 1744, das bis 1945 als Stadtwaldschlößchen diesen Teil des Postplatzes begrenzte. Der mit einem Bohlenbinderdach abgeschlossene Wilsche Torturm erhob sich über dem nach 1548 erweiterten Wilschen Tor, das zur Stadt führte. In seinem Dach wurde das Plauensche Wasser als Reservoir aufgefangen, das die Brunnen im Nymphenbad des Zwingers speiste. Das langgestreckte Fachwerkgebäude mit dem abgewalmten Dach war der Malersaal, in dem man die Requisiten für das Opernhaus fertigte (Tafel 29).

DETAILS

27 · Der Zwingerwall mit der «Scharfen Ecke» und dem Graben
28 · Der Festungssockel mit dem Mathematischen Salon, den Langgalerien und dem Kronentor mit vorgelegter Grabenbrücke
29 · Die Spiegelschleife, der Wilsche Torturm und der Malersaal mit der Ostraallee

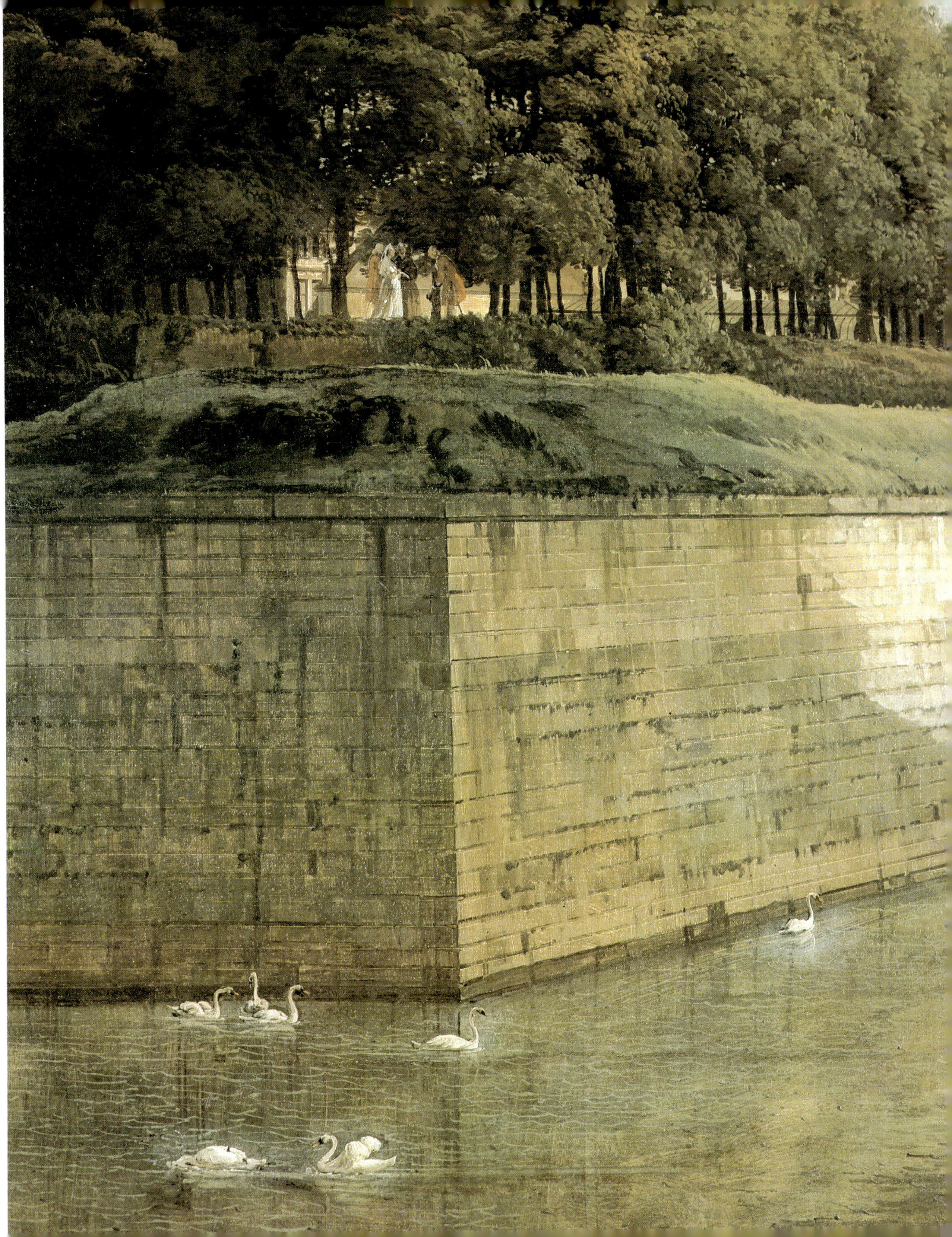

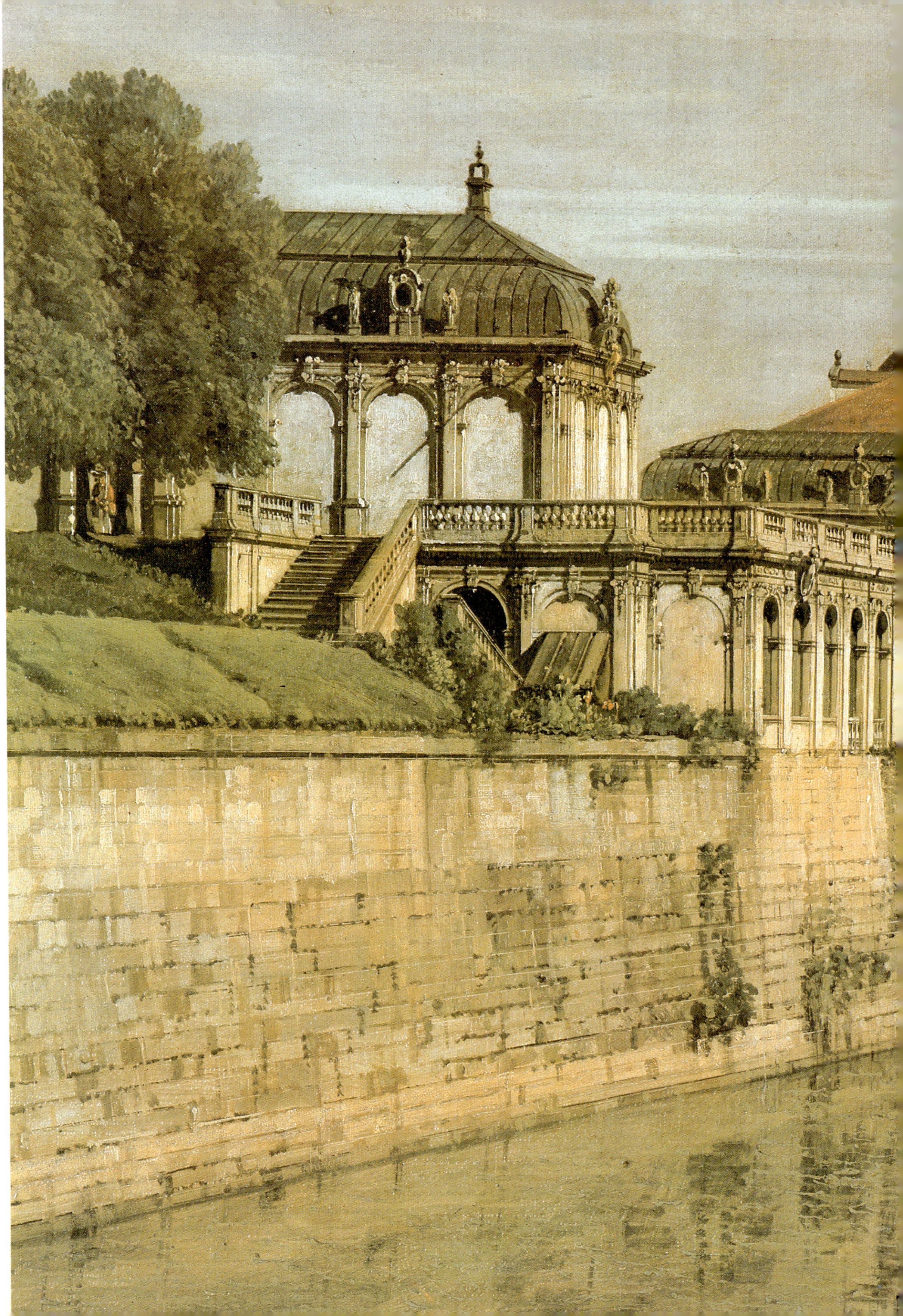

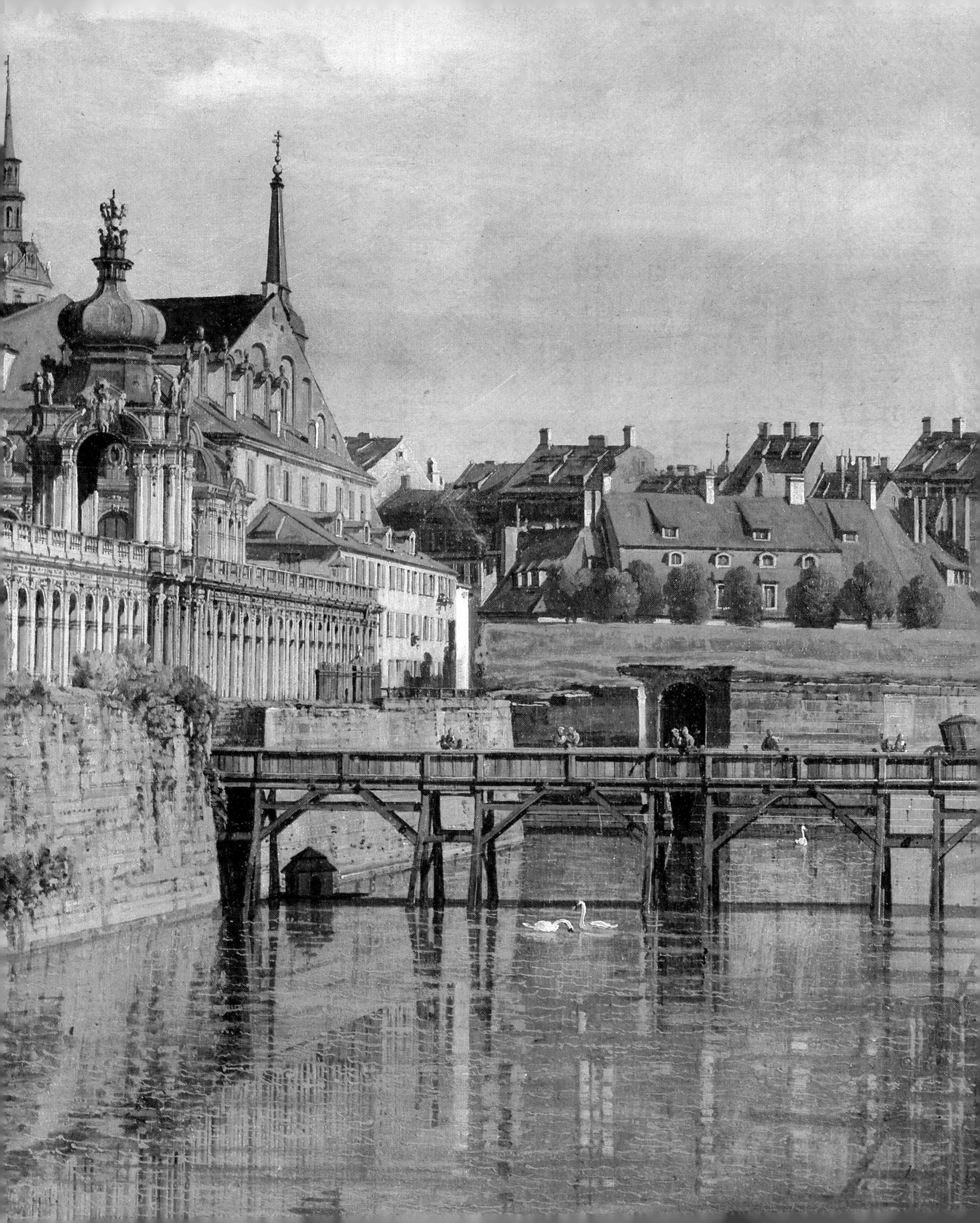

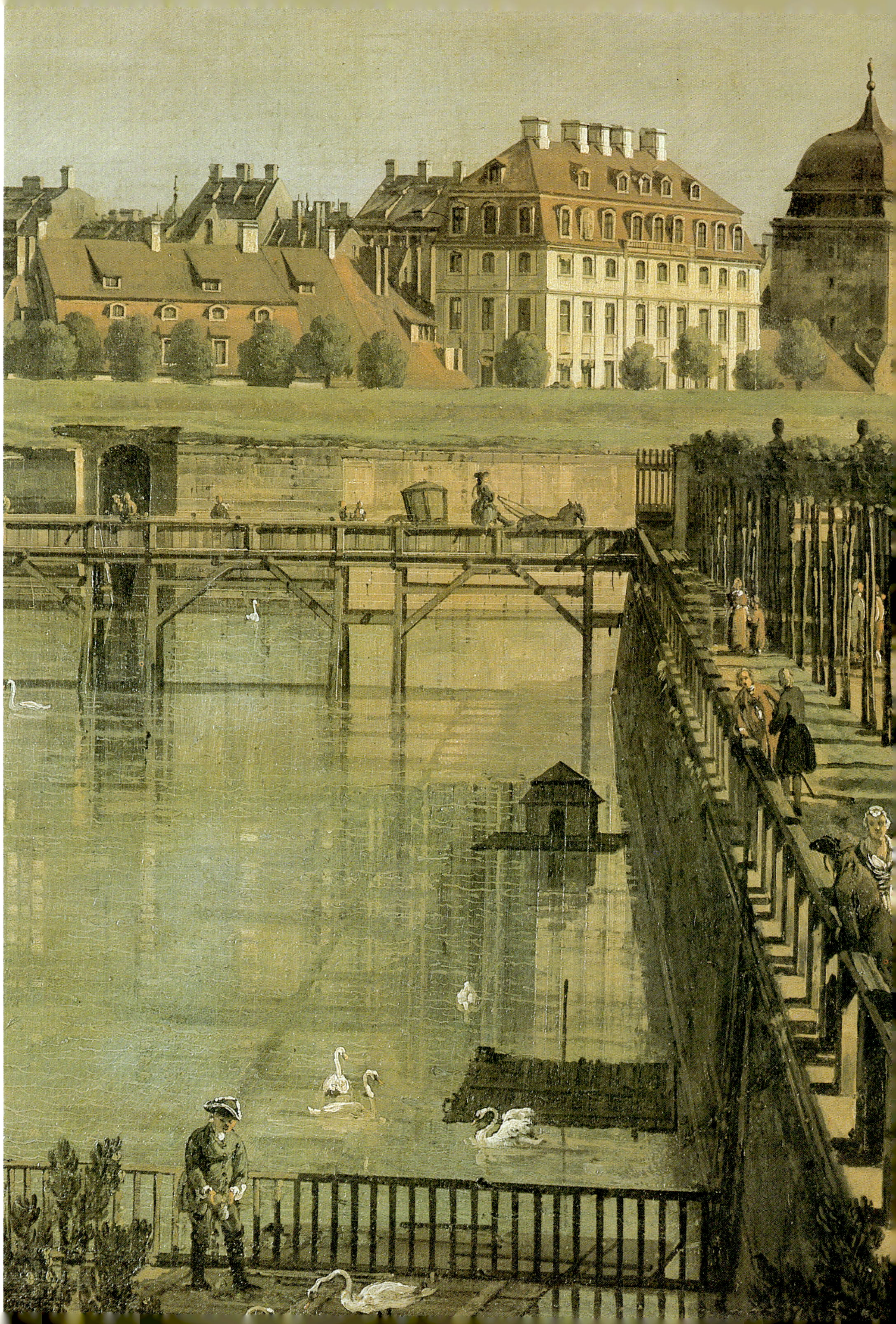

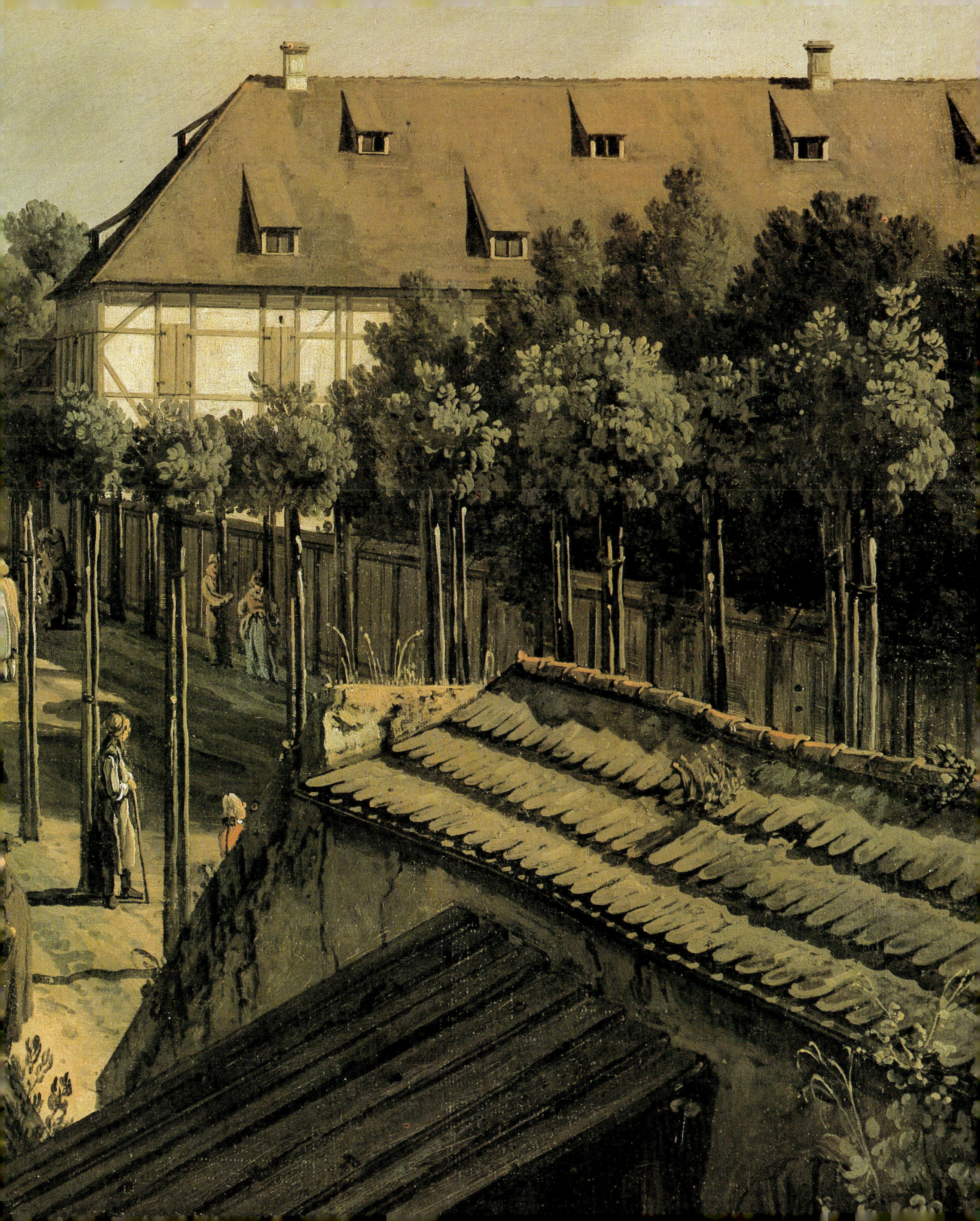

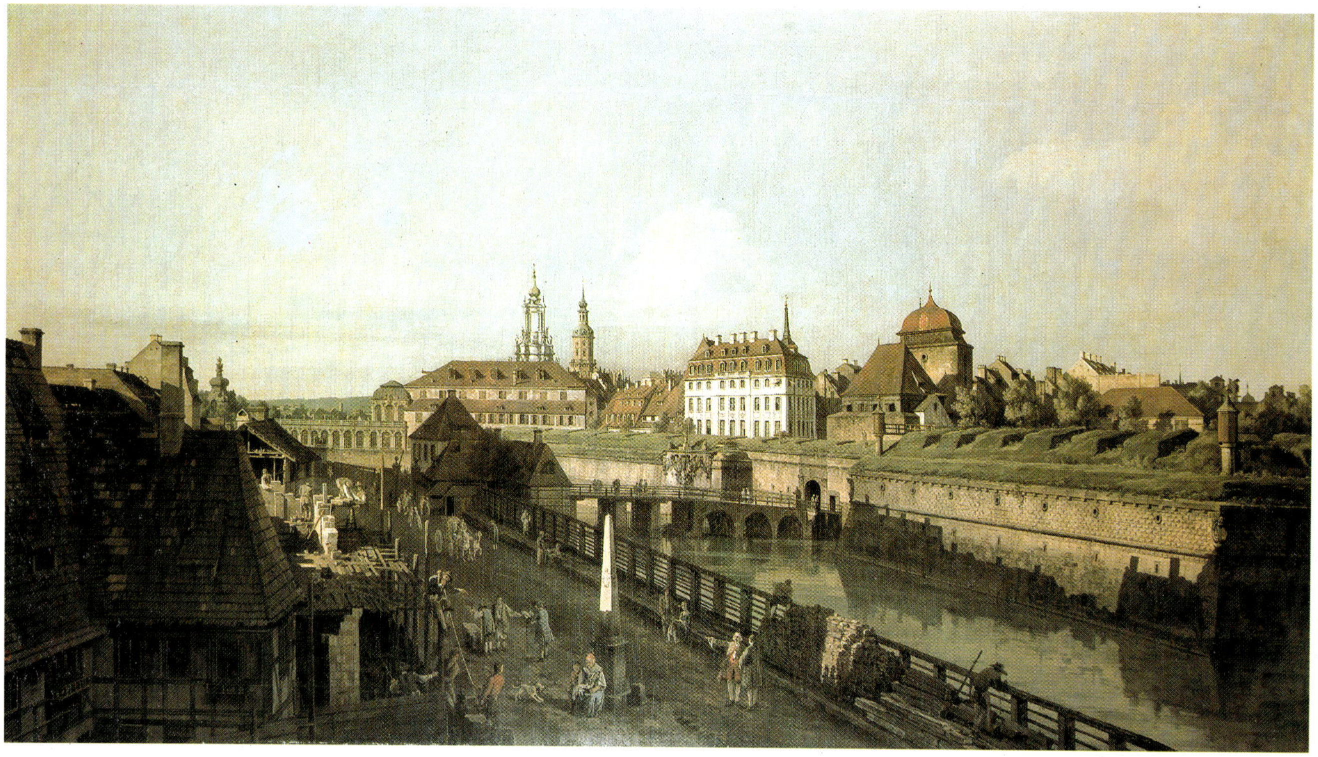

Diese Vedute heißt auch «Die Saturnbastei mit dem Wilschen Torturm». Sie zeigt die Fortsetzung des 1812 zugeschütteten Grabens vom Zwinger aus südwärts. Das bunte Treiben der Staffagefiguren im linken Vordergrund war typisch für die Wilsche Vorstadt. Im Vordergrund steht eine der Postmeilensäulen (Distanzsäulen), die August der Starke durch Adam Friedrich Zürner während der Landesaufmessung 1723 in ganz Sachsen aufrichten ließ. Die Brücke führt zum Eingang der Stadt durch das Wilsche Tor (Tafel 31). Am linken Brückenkopf steht das Akzishaus, an dessen Stelle sich bis vor wenigen Jahren die Gaststätte «Gambrinus» auf dem Postplatz befand (Tafel 32). Links vom Toreingang auf dem Mauervorsprung schuf Hans Walther II 1573 als Schmuck das sächsisch dänische Allianzwappen mit einer bekrönenden Justitia (Tafel 33). Die Architekturkulisse beginnt links mit dem Kronentor und der westlichen Langgalerie von 1715 sowie dem südwestlichen Pavillon des Zwingers von 1718/19, an den sich die Längsfront des Opernhauses von Matthäus Daniel Pöppelmann aus dem gleichen Jahre anschließt. Über ihm erheben sich der 1755 vollendete Turm der Hofkirche von Gaëtano Chiaveri und die Laterne mit Haube des Hausmannsturmes des Schlosses von Wolf Caspar von Klengel von 1674/76 (Tafel 32). Es folgen einige Bürgerhäuser der Stadt und die Süd- und Westfront des Adamschen Hauses von 1744 mit der Spitze des Turmes der Sophienkirche von Johann Christoph Knöffel aus dem Jahre 1736 sowie der Wilsche Torturm (Tafel 33). Der Rest des rechten Bildviertels gehört der Saturnbastei mit den Kasematten.

DETAILS

31 · Der Festungsgraben mit Brücke zum Wilschen Tor und Postmeilensäule
32 · Das Akzishaus mit Kulisse des Zwingers und des Pöppelmannschen Opernhauses, darüber die Türme der Hofkirche und des Schlosses, davor reiche Staffage
33 · Festungsmauer mit sächsisch-dänischem Allianzwappen, dahinter die Spiegelschleife und der Wilsche Torturm

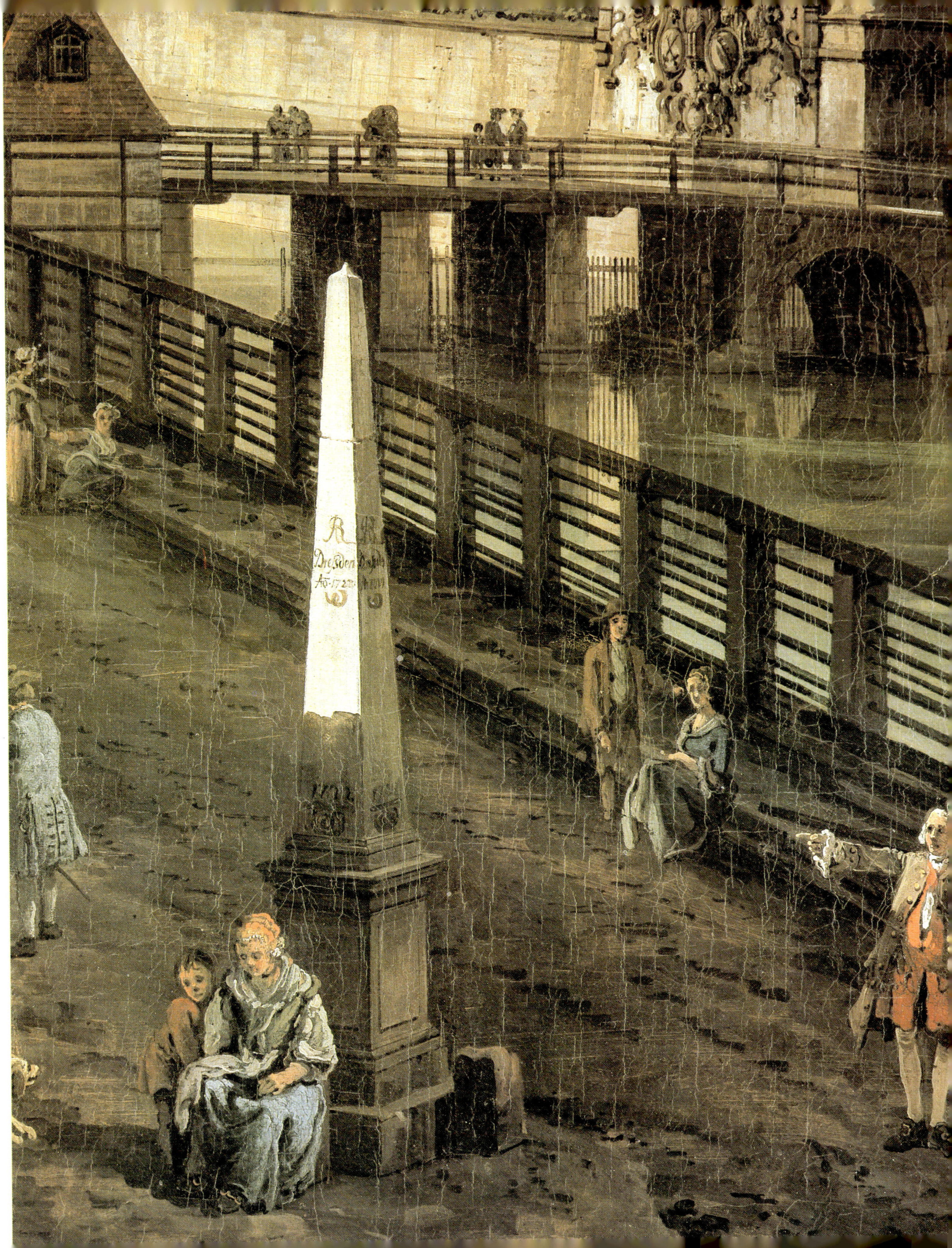
Dresden

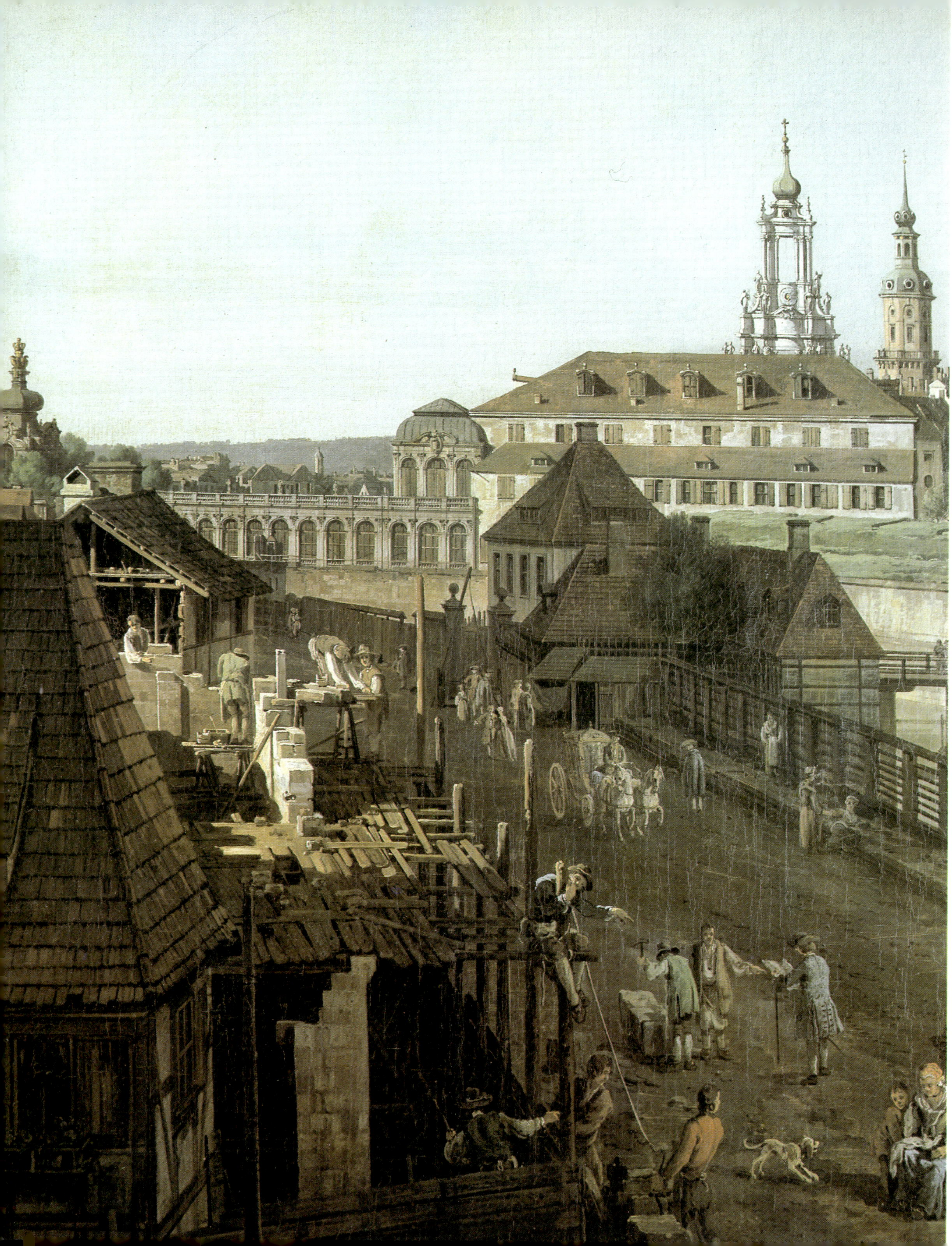

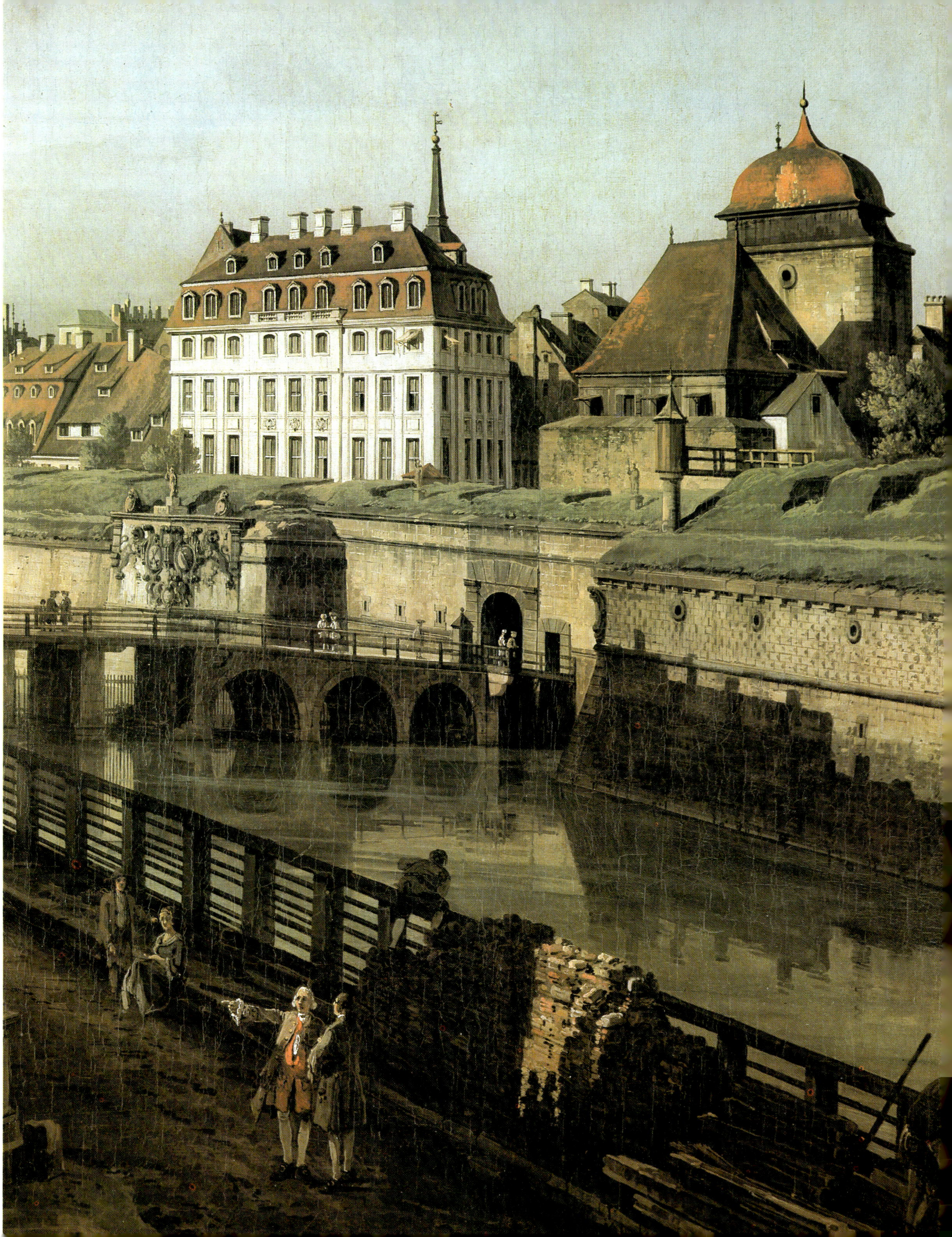

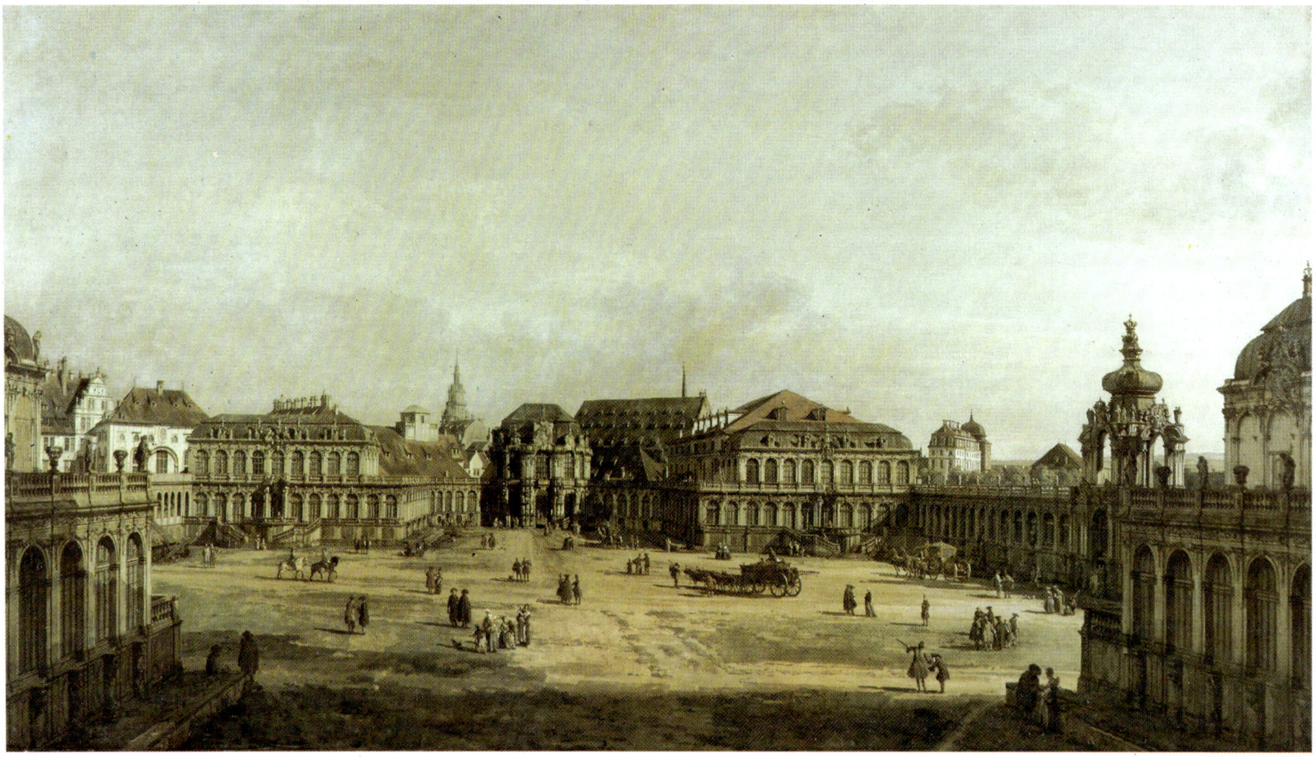

Als Bellotto die Vedute von Matthäus Daniel Pöppelmanns Zwinger malte, lag der Hof bereits wüst und leer. Die Feste waren verrauscht, und in die Pavillons waren bereits die Bibliothek sowie die Kunstsammlungen und die Naturalienkabinette eingezogen. Der Maler sieht den Hof, den er mit reicher Staffage füllt, von der halben Höhe des Wallpavillons aus. Links und rechts faßt er sein Gemälde mit den Ausläufern der Bogengalerien und den Ecken von Französischem Pavillon von 1712–1716 und Mathematischem Salon von 1710–1714 ein. Auf den Balustraden stehen die Bildwerke und Vasen von Balthasar Permoser und seinen Mitarbeitern. Rechts setzt sich die Zwingerarchitektur mit den Langgalerien und dem Kronentor von 1714–1718 fort. Der Malersaal aus der Zeit um 1720, der Wilsche Torturm von 1548 und das Adamsche Haus von 1744 erscheinen über den Galerien. Gegenüber schließt seit 1732 die vierte Zwingerseite mit einer bemalten Wand ab. Über ihr erscheint der südöstliche Renaissancegiebel der Residenz aus der Mitte des 16. Jahrhunderts, davor steht das Komödienhaus am Taschenberg, das Wolf Caspar von Klengel 1664–1667 errichtete (Tafel 36). Das Hauptinteresse seiner Vedute richtete Bellotto auf die mittlere Partie mit der zweiten Dreiergruppe der Zwingerpavillons, die August der Starke von Matthäus Daniel Pöppelmann seit 1718/19 der ersten Dreiergruppe gegenüber errichten ließ. Neben dem linken Pavillon zeigt sich der Redoutensaal, der 1756 bereits wieder abgebrochen wurde, hinter dem rechten Pavillon das Opernhaus, das in den Revolutionstagen von 1849 mit sämtlichen Pavillons dieser Seite ausbrannte und anschließend abgetragen wurde. Das mächtige Dach schließt die Franziskanerkirche des 13. Jahrhunderts, die spätere Sophienkirche, ab, darüber zeigt sich wieder die Spitze ihres Glockenturms von Johann Christoph Knöffel. Wie auf den meisten Veduten überragt weiter links die Turmfront der Kreuzkirche die bürgerliche Architektur (Tafel 35).

DETAILS

35 · Der Stadtpavillon mit dem Hercules Saxonicus zwischen den Bogengalerien,
darüber Turm der Kreuzkirche und Dach der Sophienkirche

36 · Zwischen Französischem und Deutschem Pavillon,
über der abschließenden Zwingerwand, das alte Komödienhaus sowie ein Schloßgiebel

37 · Der ehemalige Naturwissenschaftliche,
jetzt Porzellan-Pavillon mit Bogengalerie, auf ihr Selbstdarstellung Bellottos,
dahinter das Opernhaus Pöppelmanns

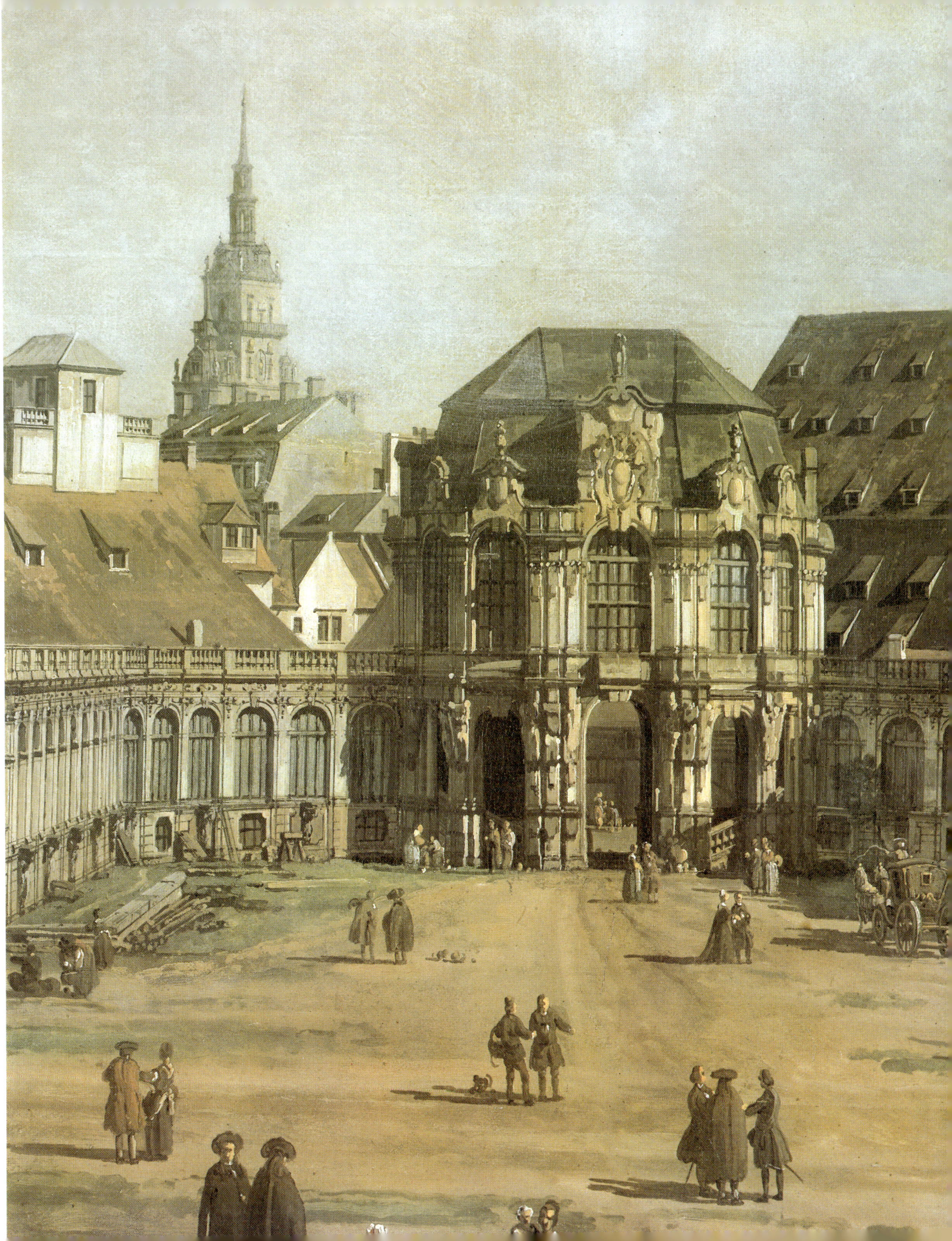

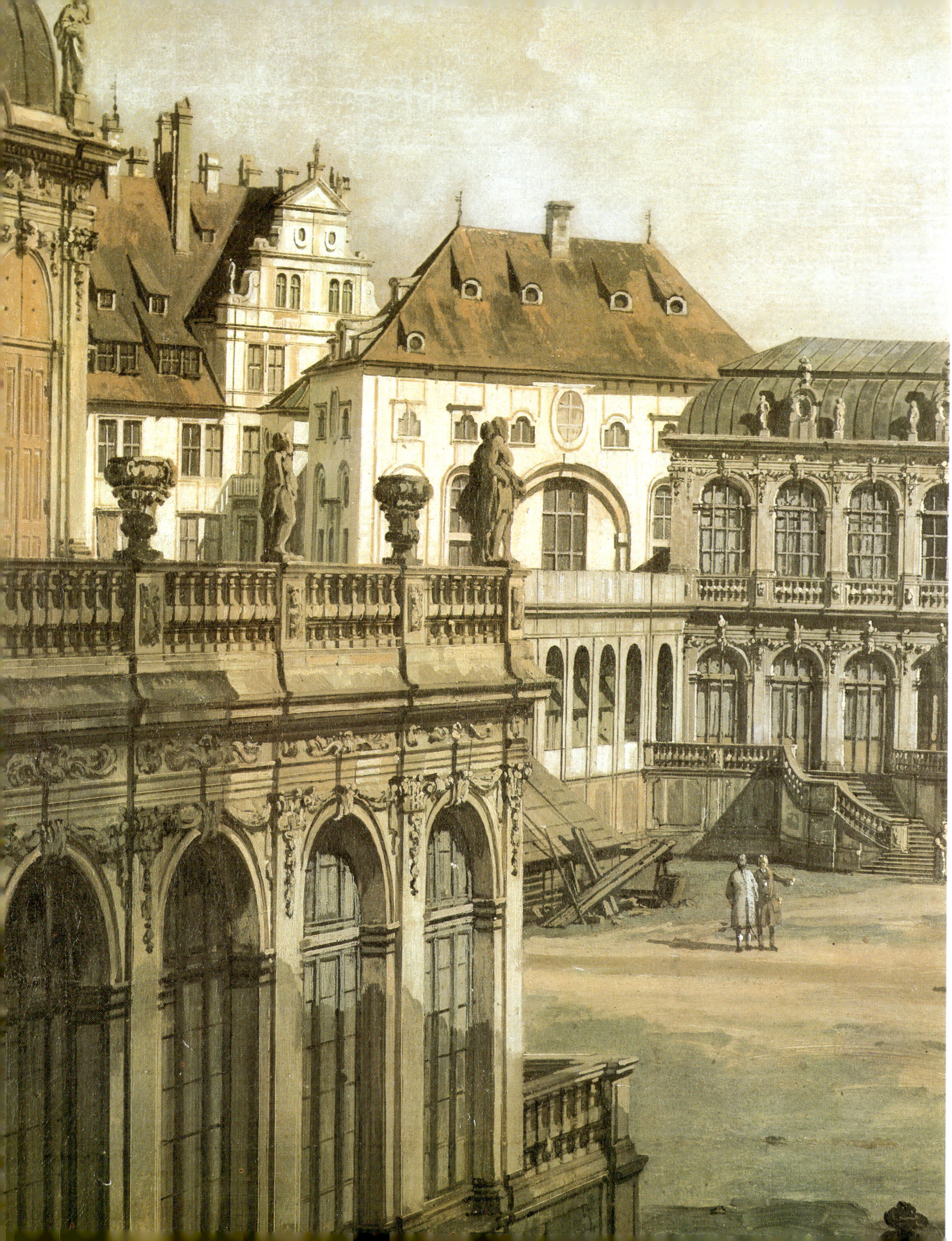

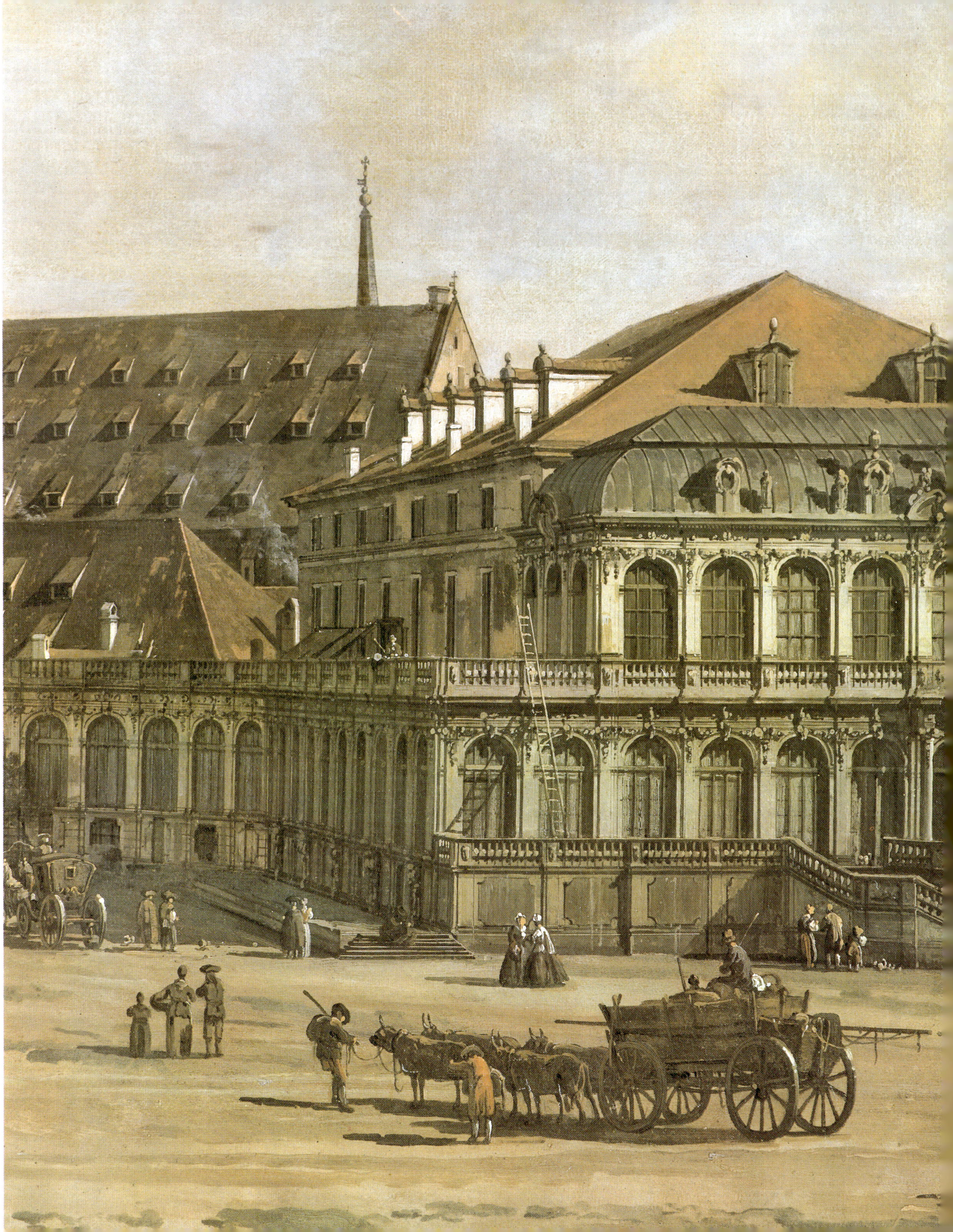

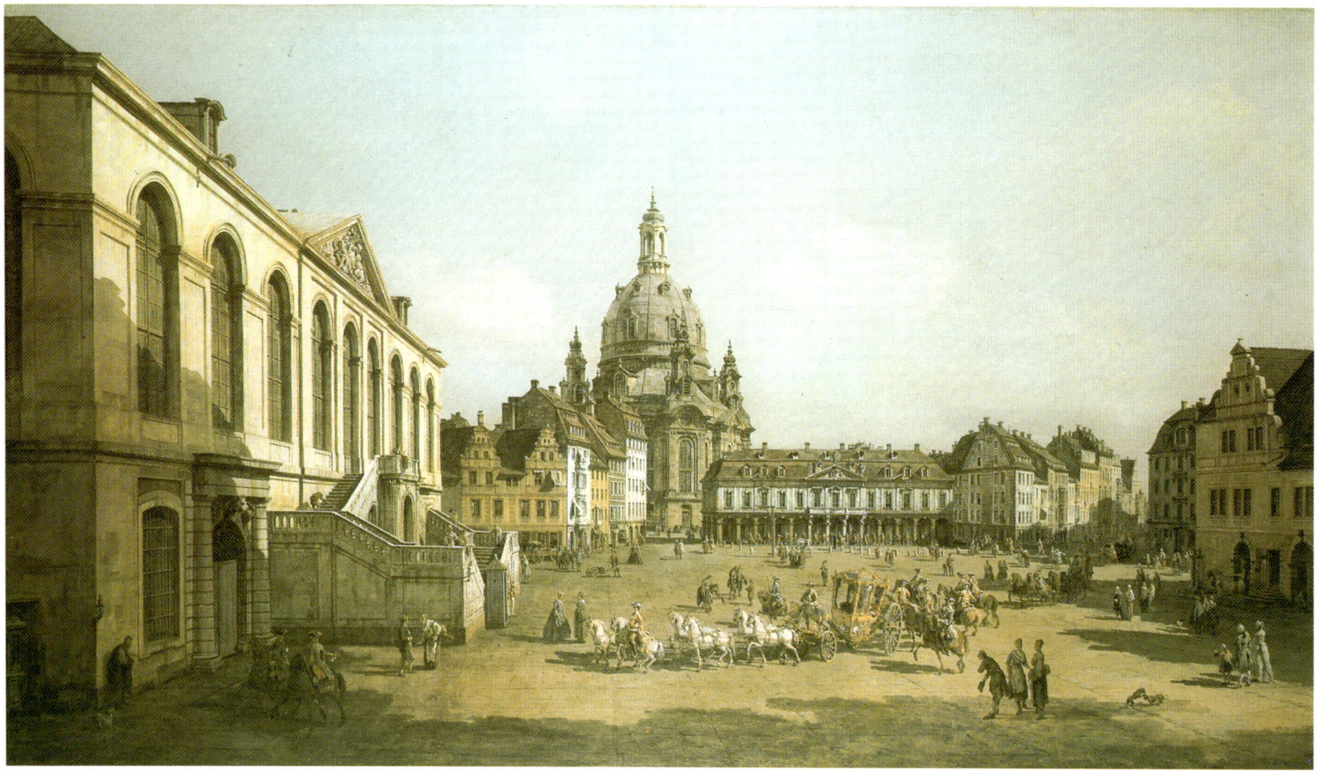

Auf der Vedute ist der zweite große Markt, der mit der ersten Erweiterung der Stadt seit 1546 entstand, dargestellt. Bellotto hat ihn vom Dinglingerhaus aus aufgenommen und die Frauenkirche George Bährs, von 1726 bis 1743 errichtet, mit ihrem Kuppelwunder in die Bildmitte gestellt (Tafel 39). Der Platz wird durch eine figurale Staffage, deren Mittelpunkt noch einmal wie auf der Schloßplatz-Vedute die sechsspännig gefahrene Galakarosse König Augusts III. bildet, belebt (Tafel 42). Links steht der mächtige Bau des Stallgebäudes von Paul Buchner von 1586/88, dessen oberes Geschoß 1744 bis 1746 von Johann Christoph Knöffel zur Gemäldegalerie mit großen Fenstern umgebaut wurde. Sie diente bis zum Neubau Sempers am Theaterplatz der Aufbewahrung der Bildschätze. Die doppelläufige Treppe legte Johann Georg Maximilian von Fürstenhoff 1729/30 vor (Tafel 40). Die bürgerlichen Bauten im Halbrund links, die in die Augustusstraße führen, wurden Opfer der Beschießung von 1760. Nur das letzte Haus, ein typischer Bau des bürgerlichen Barock von vier Obergeschossen mit Mansarddach aus den fünfziger Jahren, blieb erhalten. Die Frauenkirche wird von der Altstädter Wache (Tafel 42), die im Obergeschoß die Garnisonkirche beherbergte und von Johann Rudolf Fäsch 1715 errichtet worden war, bis zu ihrer Zerstörung 1760 geschickt eingebunden. Neben ihr begann mit der Pirnaischen Gasse (seit 1859 Landhausstraße) eine der schönsten Straßen der alten Stadt, deren Palais- und Bürgerbauten aus dem 18. Jahrhundert bis 1945 erhalten blieben. Der die Vedute rechts abschließende Staffelgiebel gehörte zum Alten Gewandhaus Paul Buchners von 1591, das 1760 bei der Beschießung der Stadt mit zerstört wurde (Tafel 41).

DETAILS

39 · Die Frauenkirche zwischen den bürgerlichen Barockbauten des Neumarkts und der Altstädter Wache

40 · Die Gemäldegalerie mit der doppelläufigen Freitreppe, dahinter Bürgerhäuser des 17. und 18. Jahrhunderts

41 · Das Alte Gewandhaus mit Staffelgiebel, dahinter die Bürgerhäuser der Pirnaischen Gasse

42 · Die Altstädter Wache mit Galakarosse Augusts III. und reicher Staffage

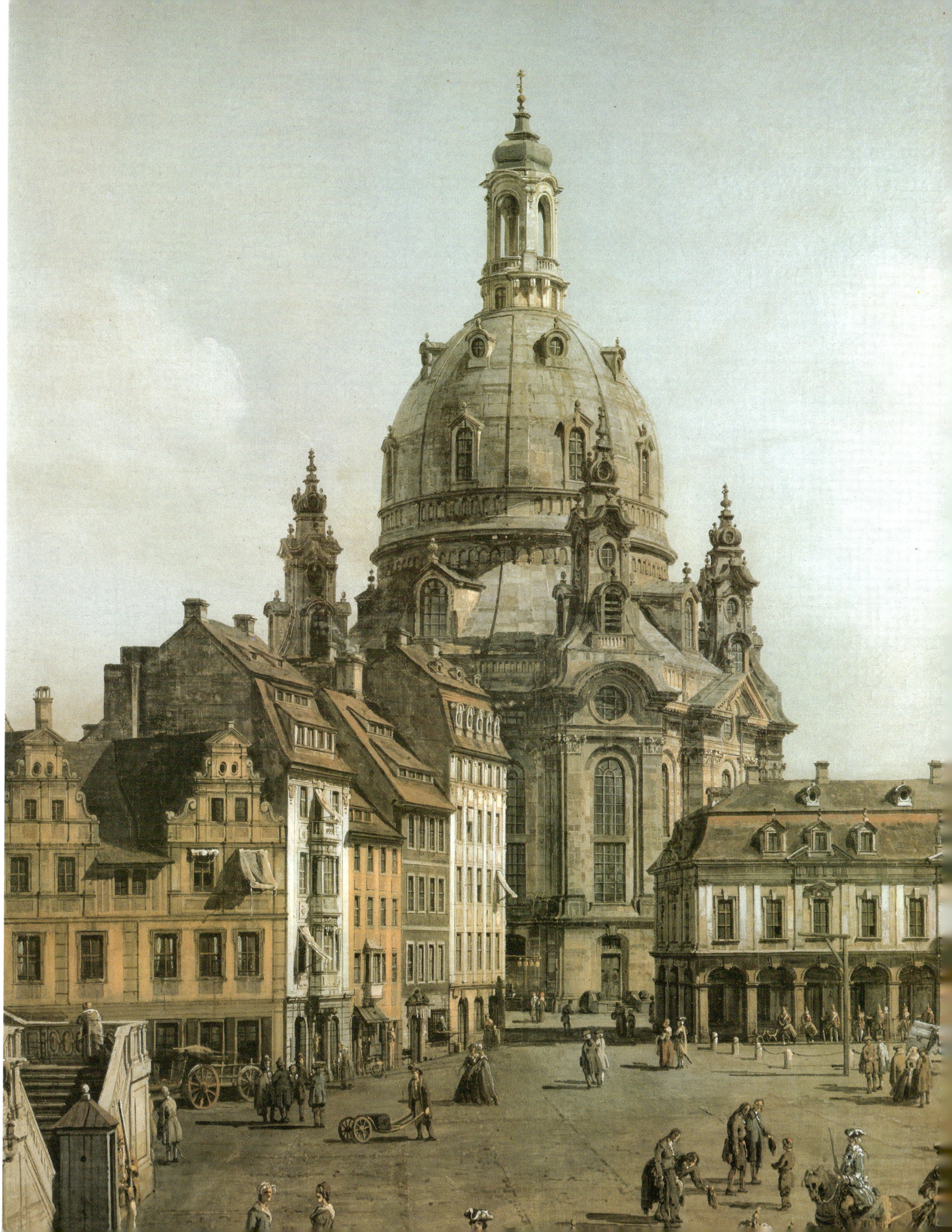

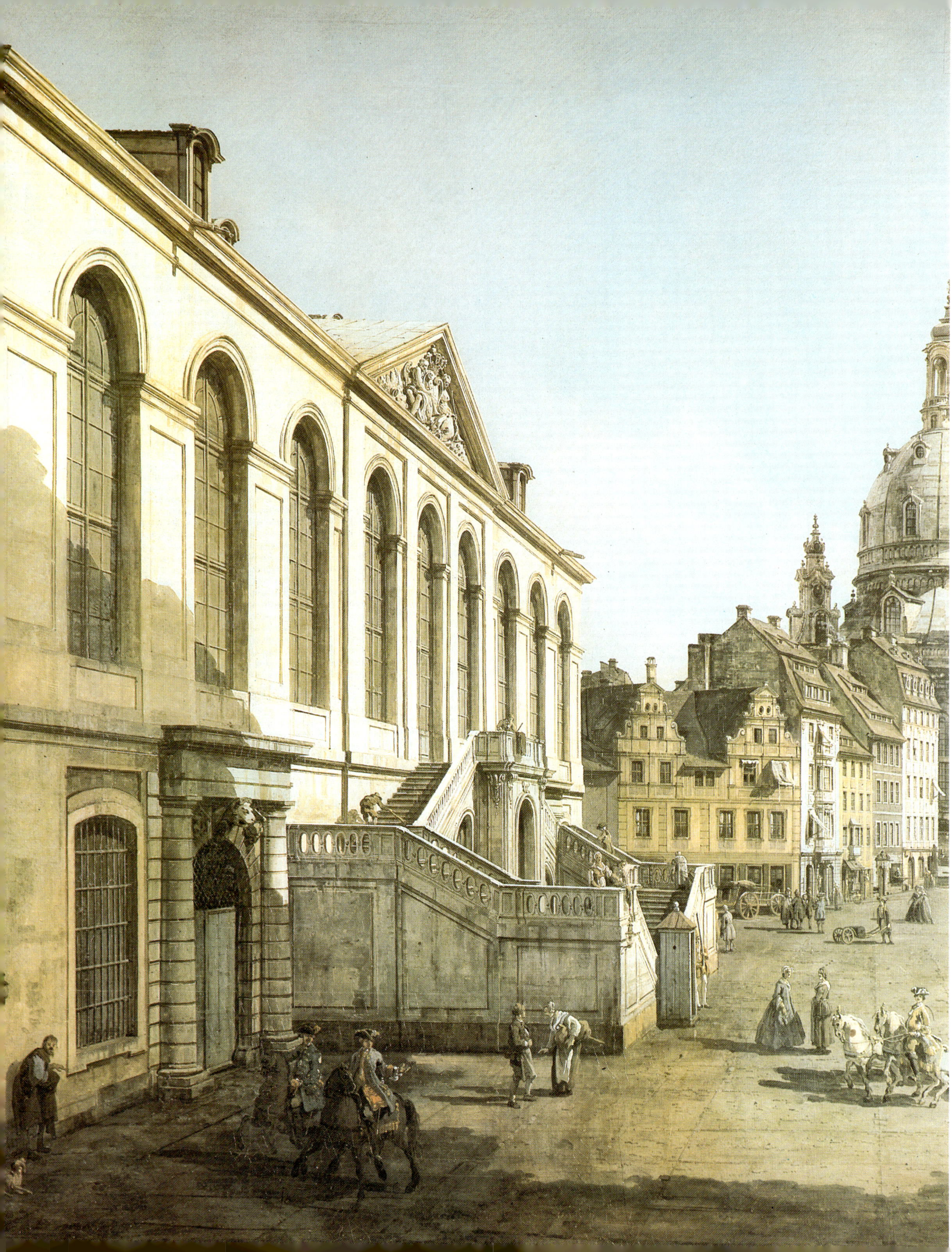

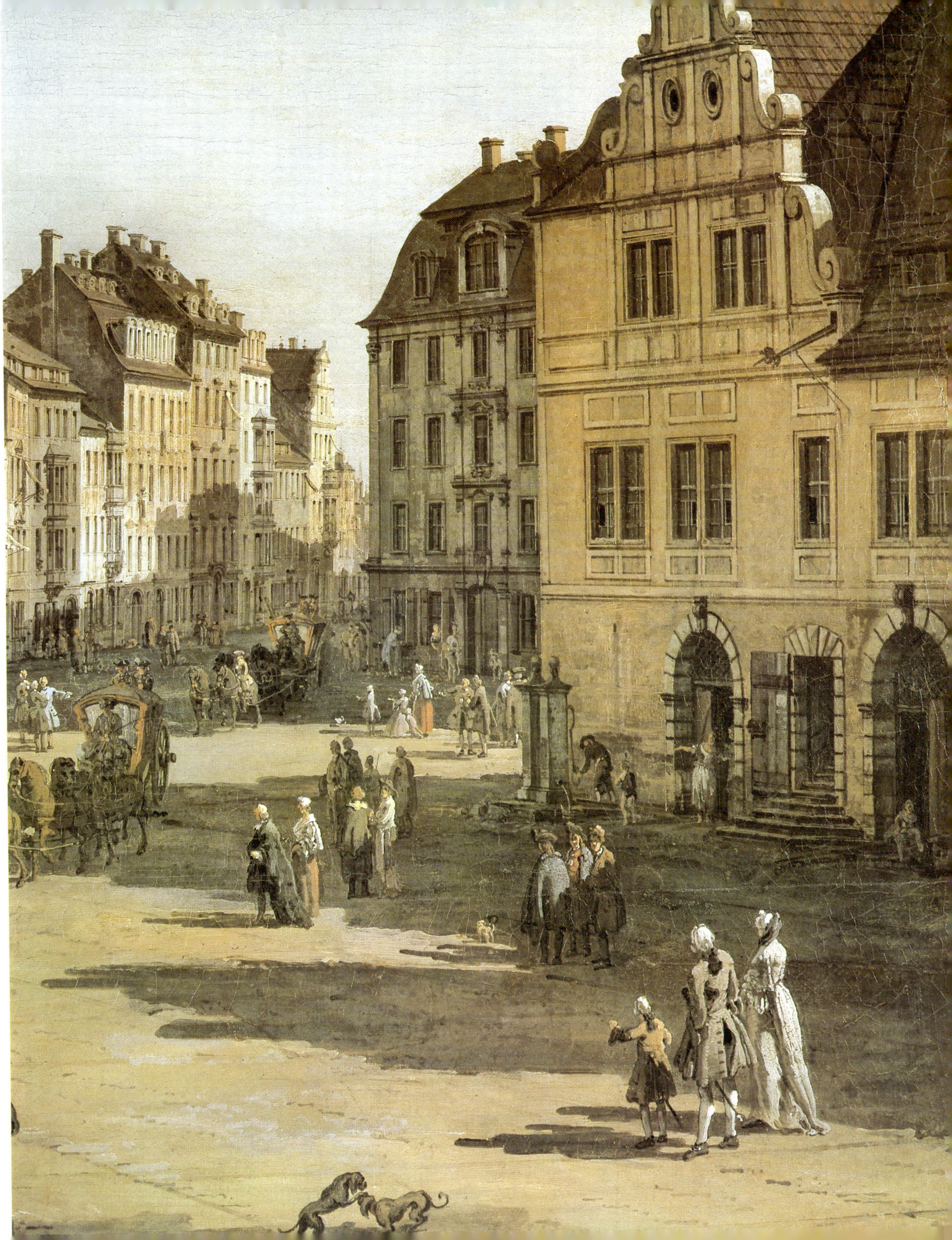

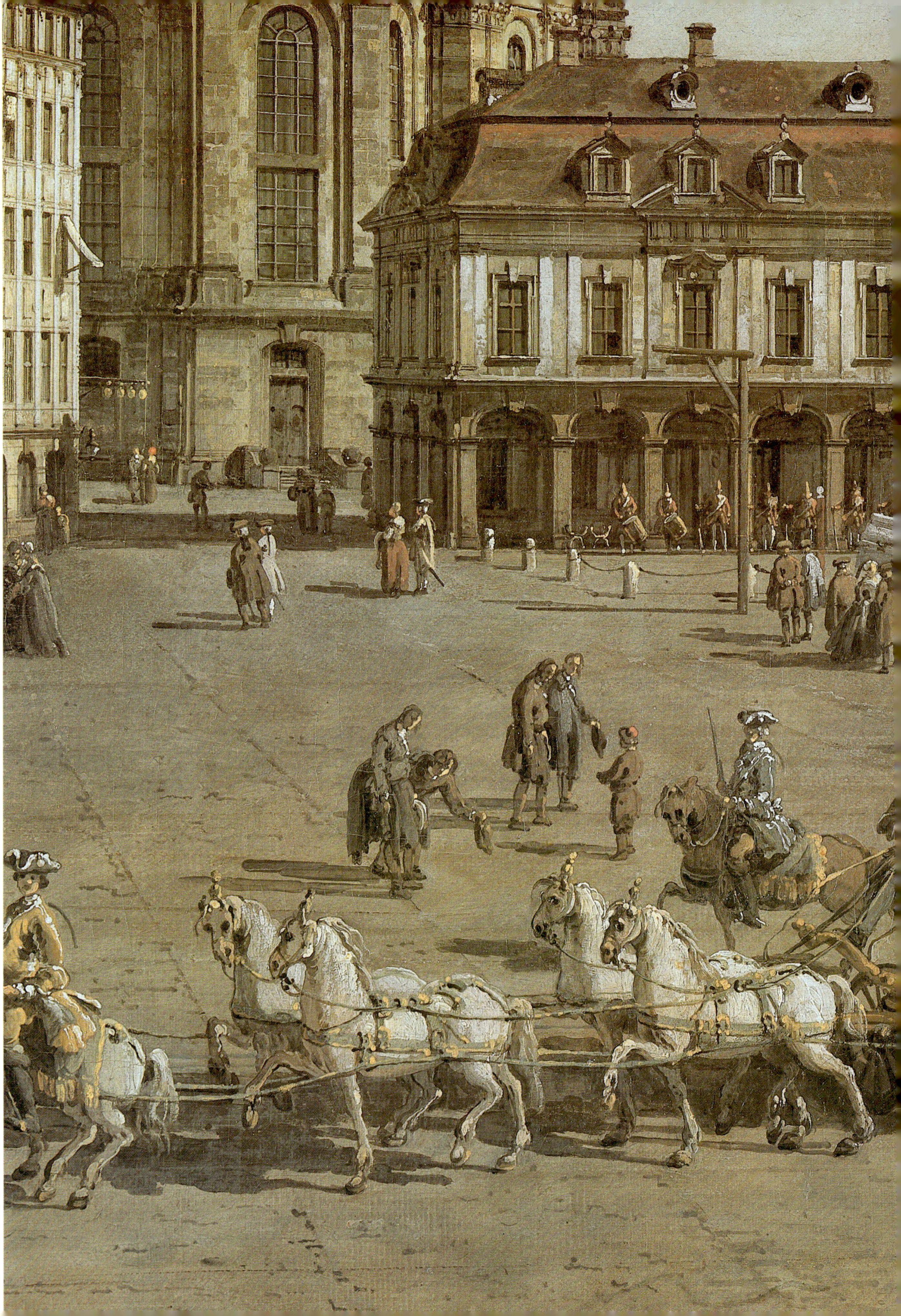

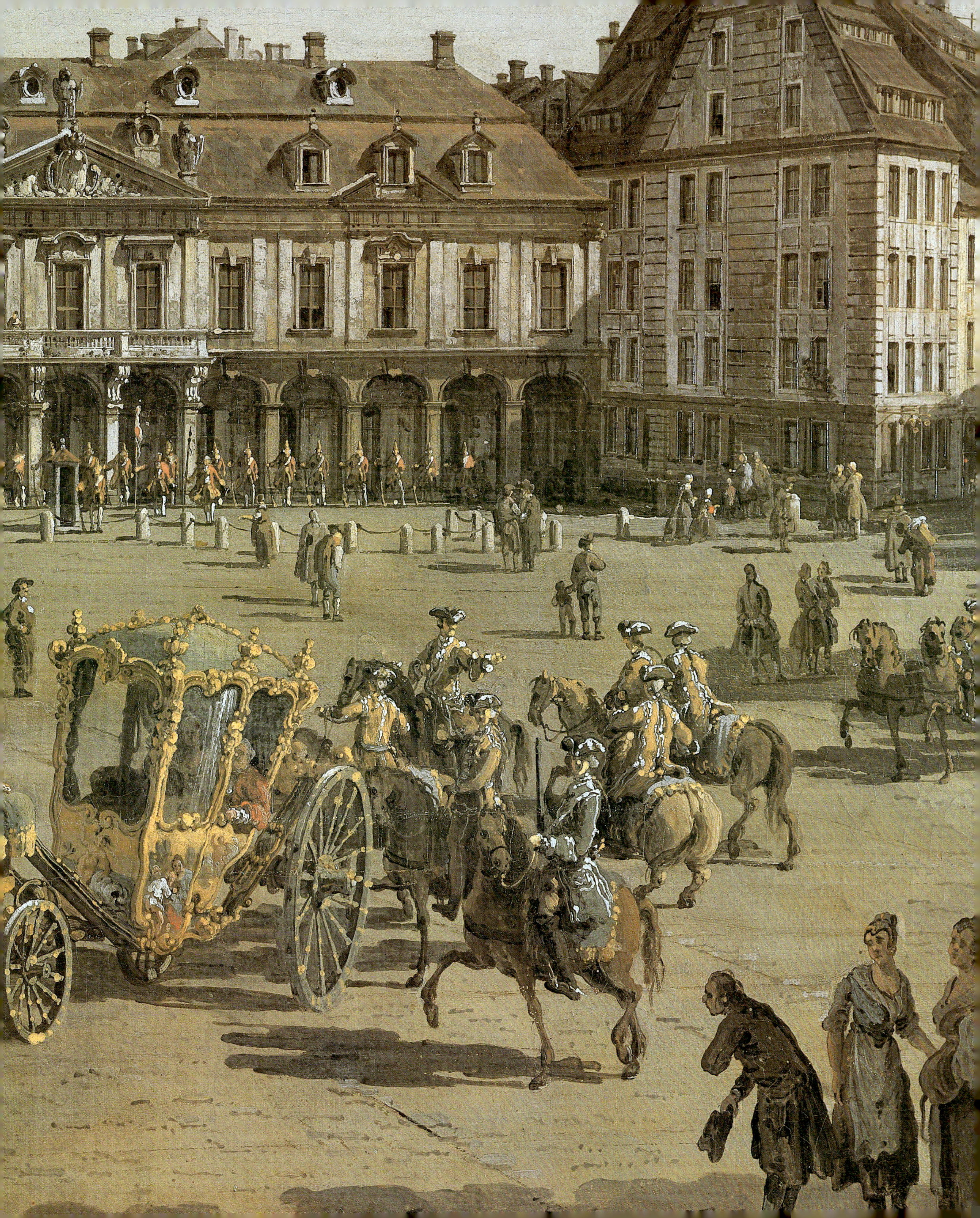

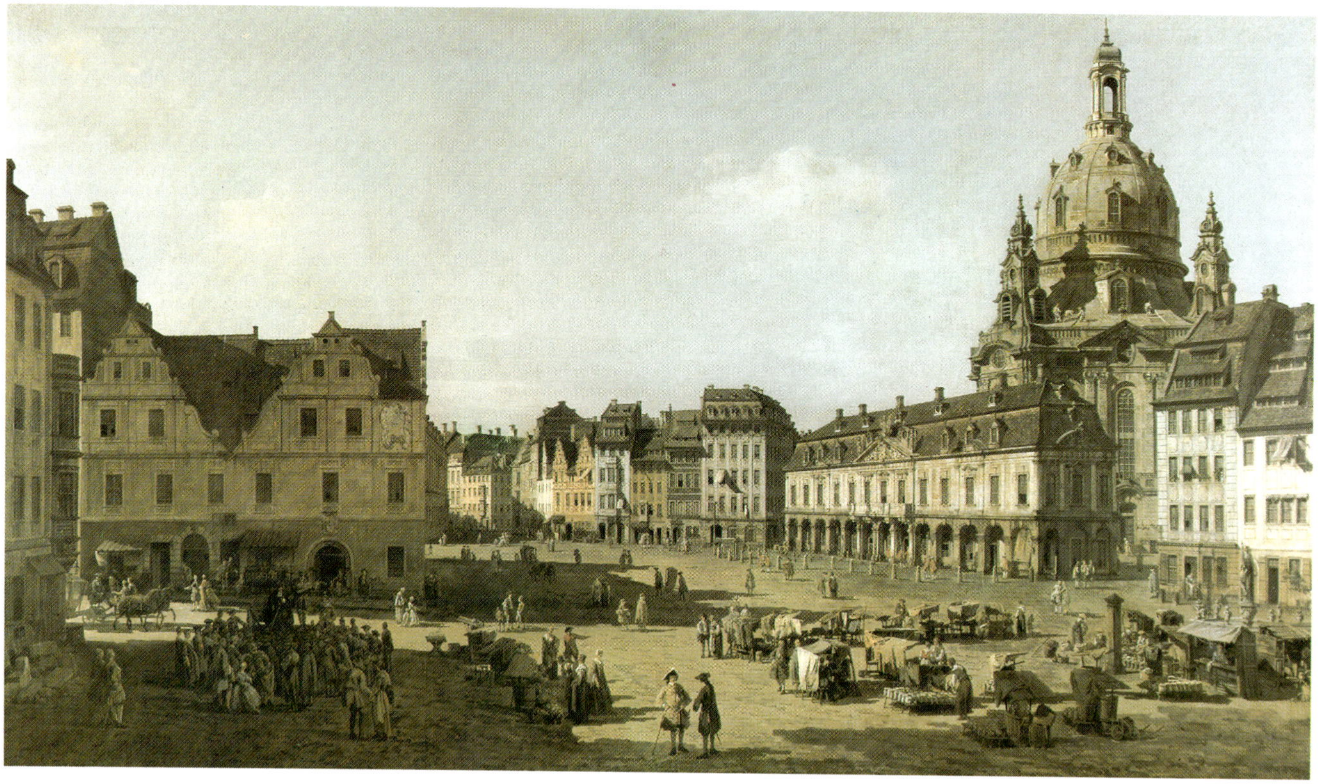

Das Gegenstück zu der vorigen Vedute zeichnet sich durch eine besonders reiche Staffage kleinbürgerlichen Lebens aus. Das Alte Gewandhaus Paul Buchners von 1591 mit seinen Verkaufsständen vor allem für die Fleischer wird hier mit beiden Staffelgiebeln der Südseite sichtbar (Tafel 46). Links von ihm, am Eingang der Frauengasse, hat Bellotto unter dem Runderker den Kinderfries Christoph Walthers I von 1535 angedeutet. Hinter dem Gewandhaus wird die Längsfront des Buchnerschen Stallgebäudes, die damalige Gemäldegalerie, in starker Verkürzung bis zum Eingang der Augustusstraße sichtbar. Gegenüber zeigen sich die ersten Achsen von Johann Christoph Knöffels Brühlschem Palais. Es folgt die Front der bürgerlichen Bauten aus verschiedenen Zeiten. Das rechte Haus mit fünf Achsen und drei Obergeschossen mit einem ausgebauten Mansarddach ist das modernste von ihnen. Es entstand nach 1740 und wurde erst 1945 zerstört. Charakteristisch für diese späten Bürgerbauten ist die Fassadengestaltung durch Lisenen und durch aufgesetzte Spiegel zwischen den Fenstern. Es folgt wieder die Alte Wache Johann Rudolph Fäschs von 1715, von der auch die dreiachsige Seitenfront sichtbar wird (Tafel 44). Die ersten Häuser der Moritzstraße schließen sich dem Architekturgeschehen an. Auf dem Platz davor steht ein Brunnen, zum Gedächtnis an den Friedensschluß nach dem Dreißigjährigen Krieg errichtet und nach den Türkensiegen 1683 mit einer Viktoria bekrönt (Tafel 45).

DETAILS

44 · Das bürgerliche Leben vor der Altstädter Wache
45 · Zwischen den Marktweibern der Marktbrunnen sowie ein Zierbrunnen mit bekrönender Viktoria
46 · Südansicht des Alten Gewandhauses mit Staffelgiebeln und reicher Staffage, weiter Bürgerhäuser des 17. und 18. Jahrhunderts

44

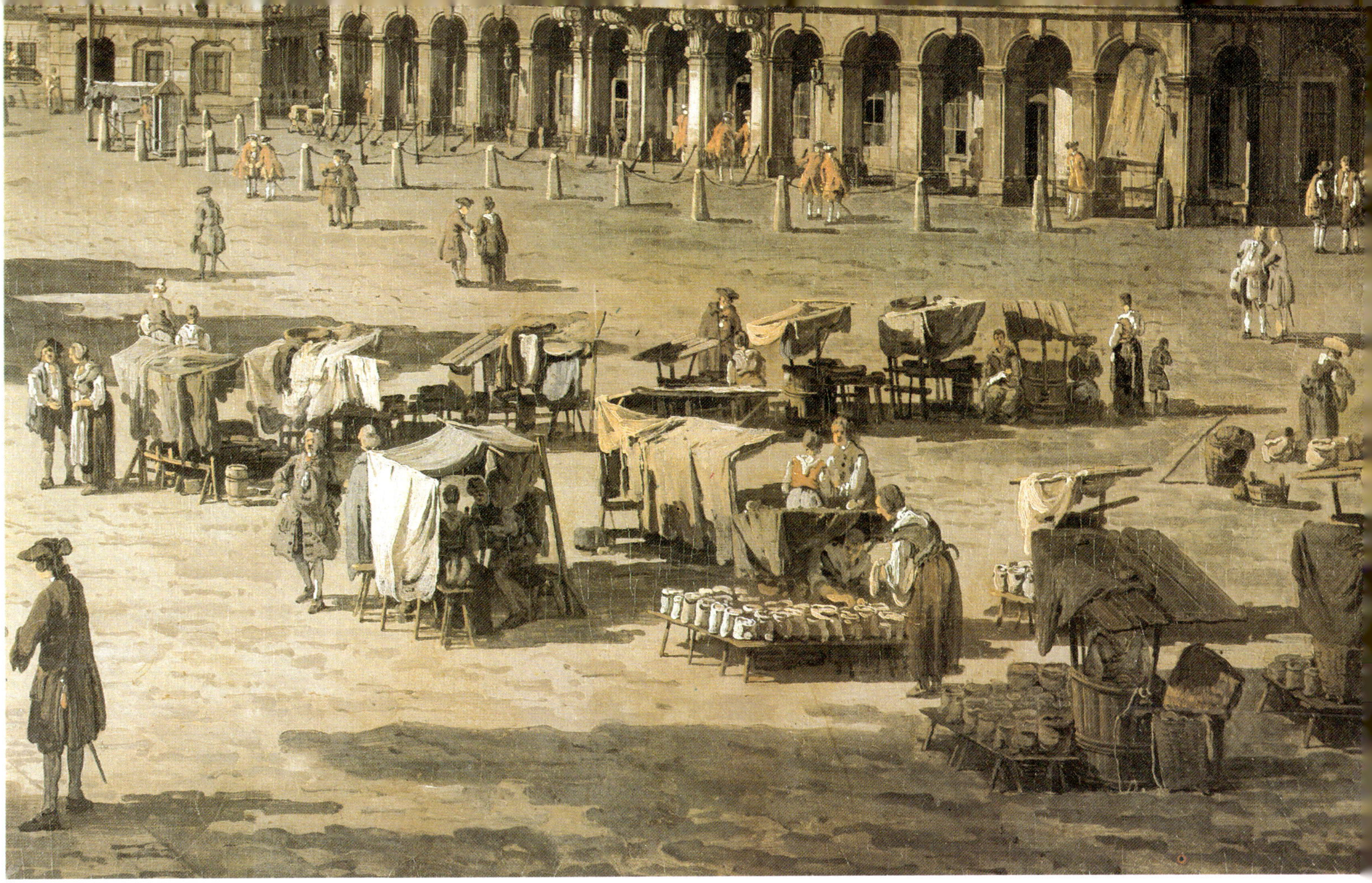

45

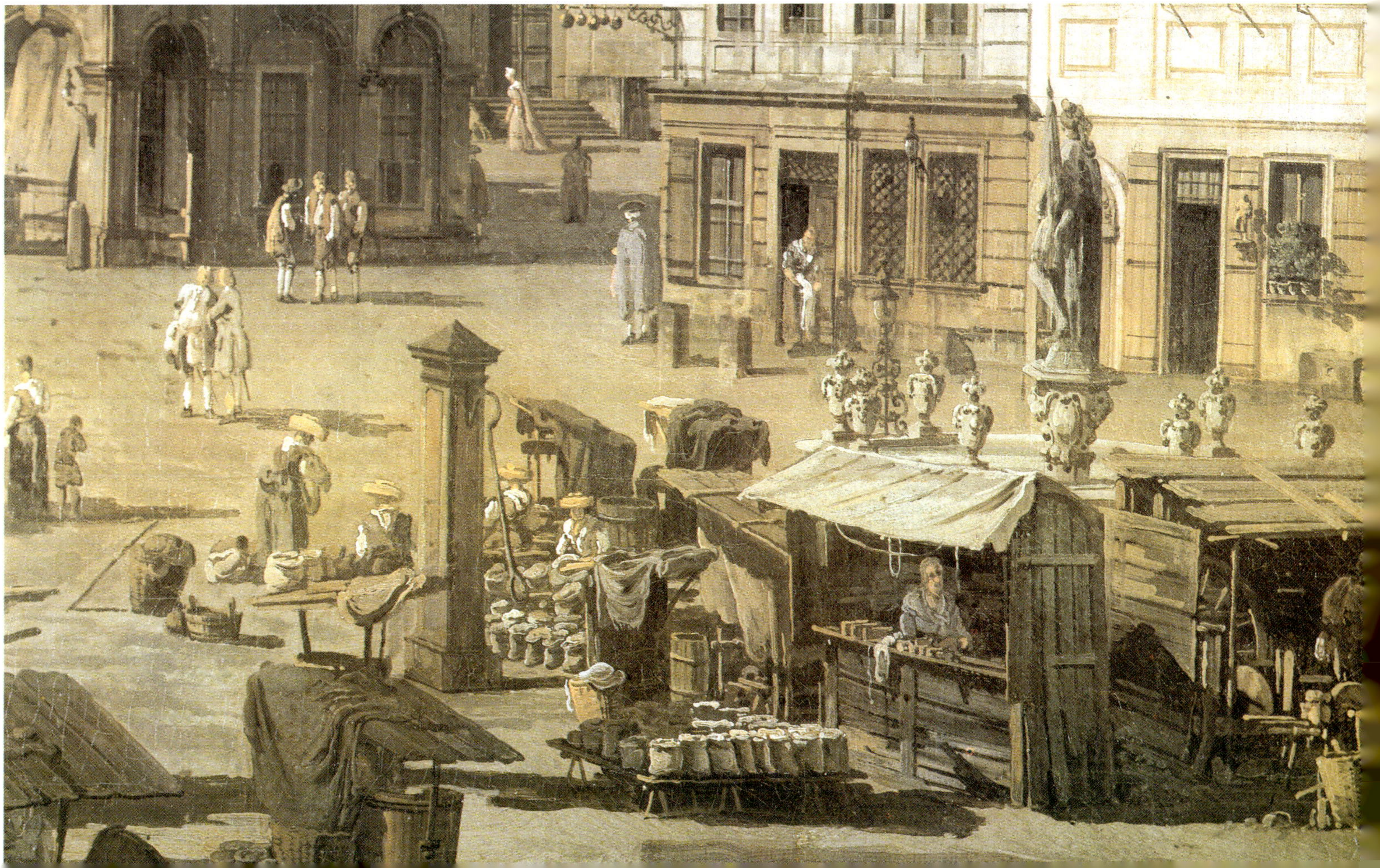

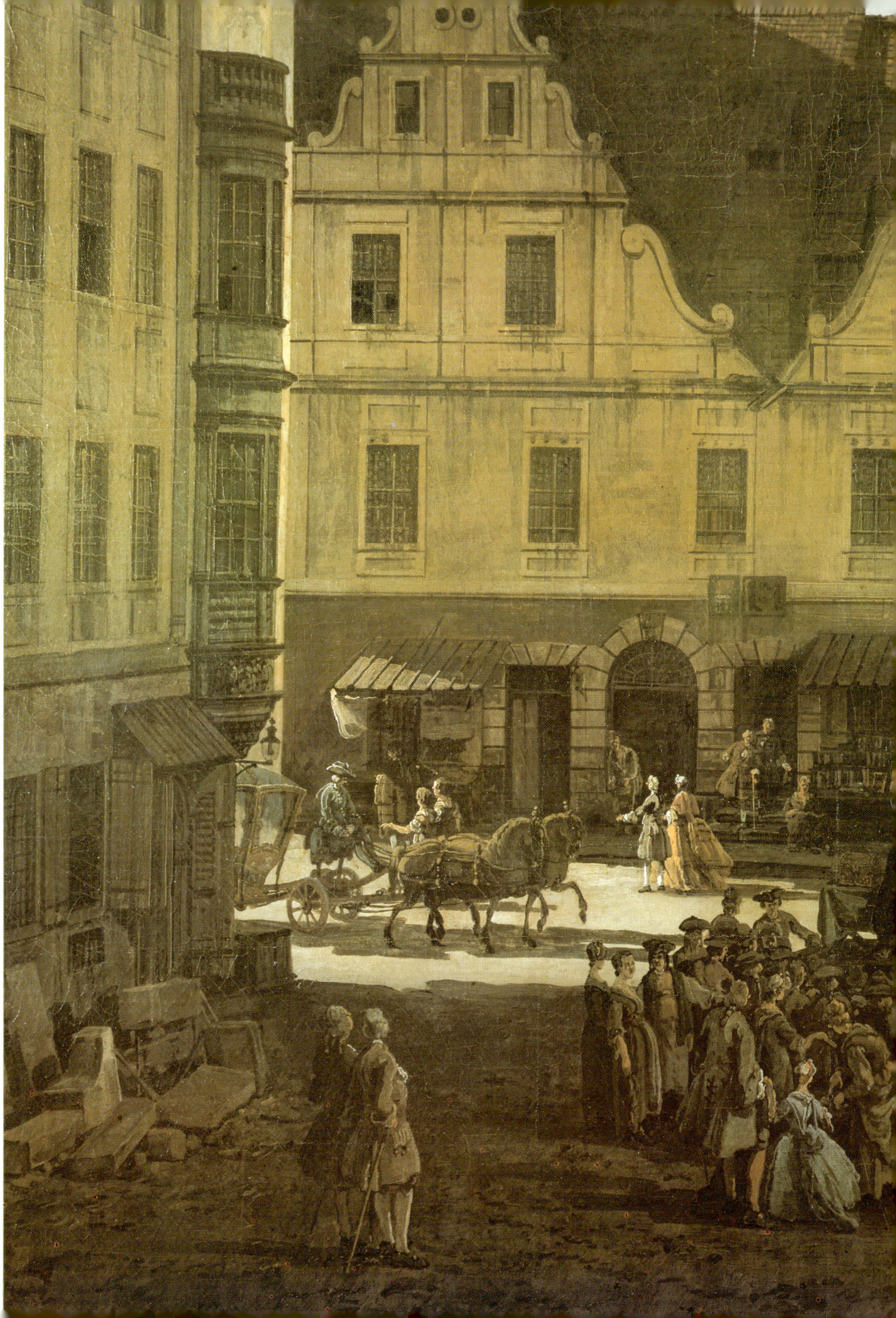

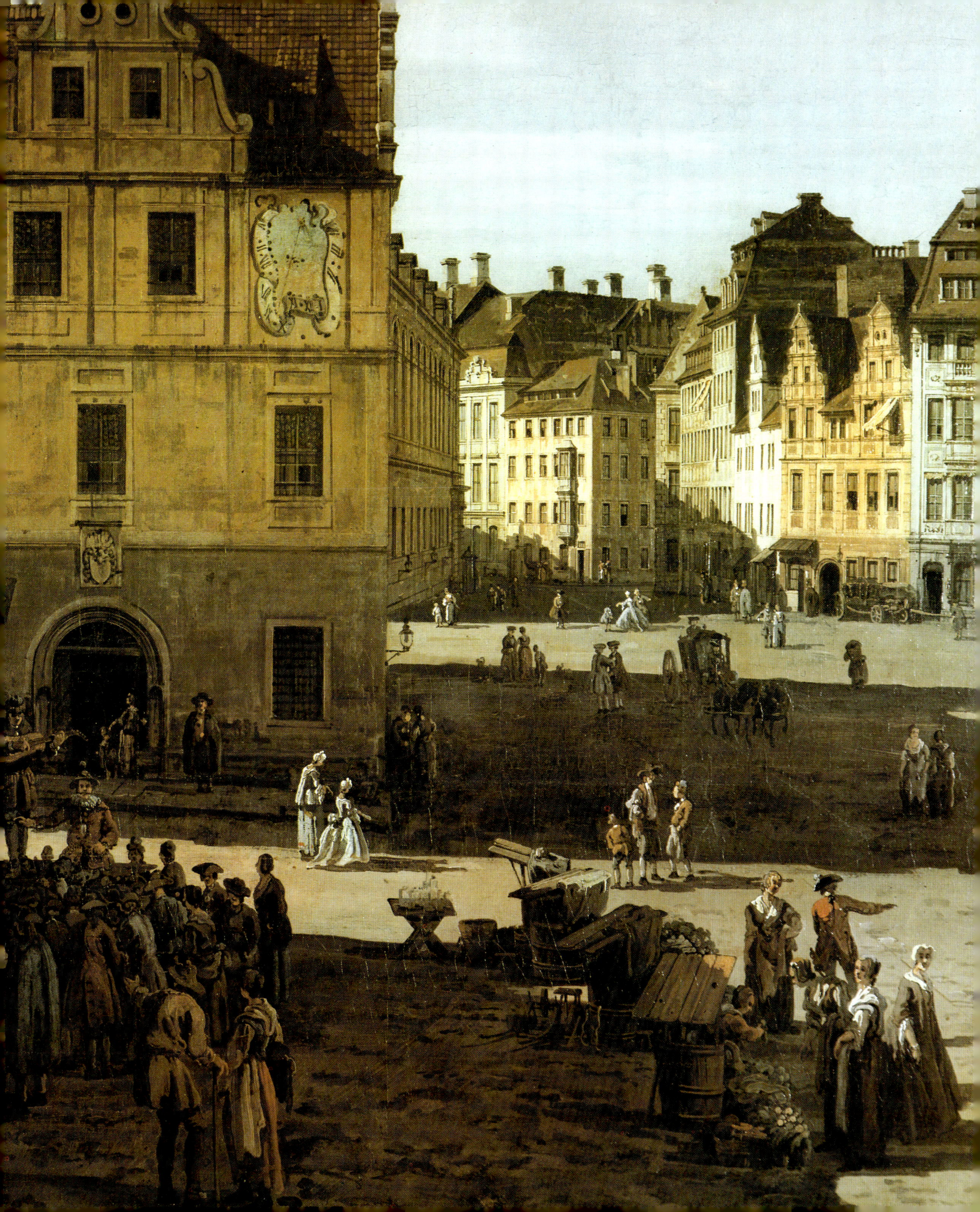

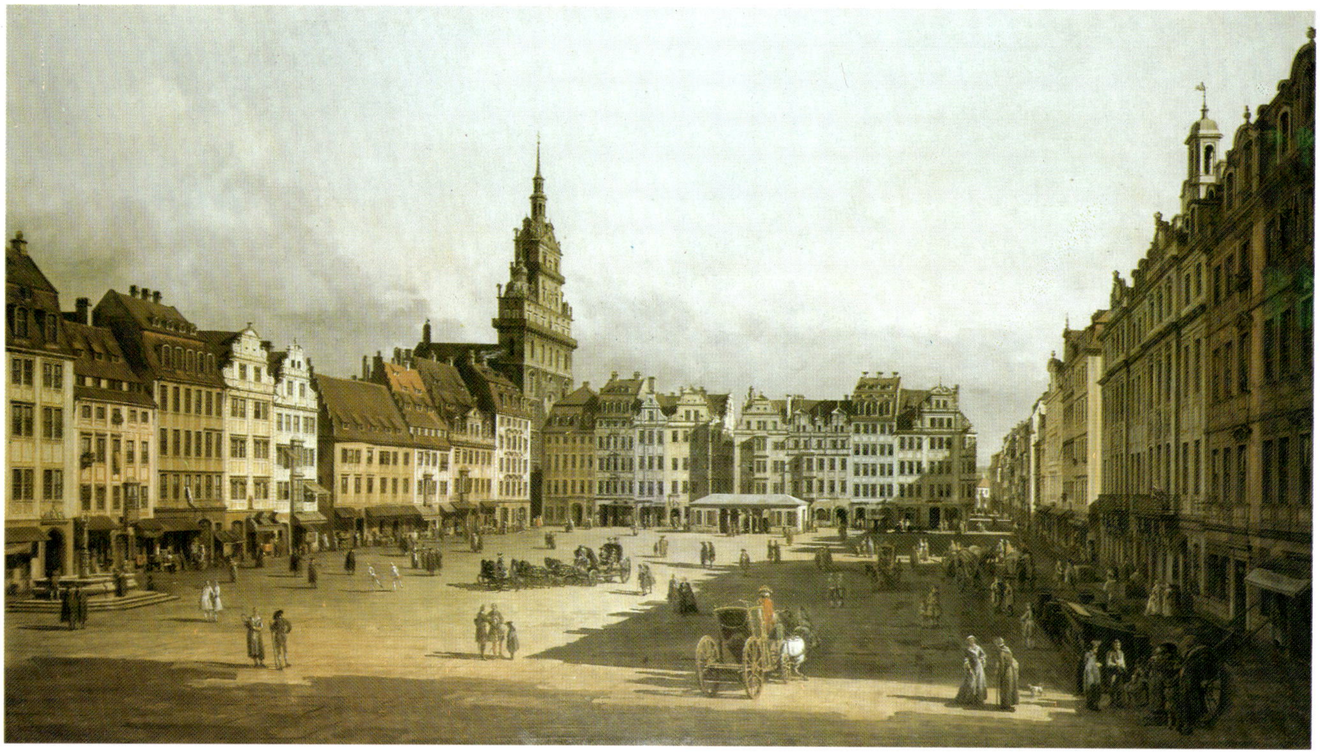

Bellotto zeigt in seiner Vedute den Altmarkt, den ältesten Platz der Stadt, wie er in seiner Anlage seit dem 13. Jahrhundert bis 1945 erhalten blieb. Er übersieht ihn von Nordwesten, vom Eingang der Schloßgasse aus, nach Südosten. Die Bürgerhäuser um den Markt entstanden zwischen dem späten 16. und dem 18. Jahrhundert. Die Bauten des 16. und 17. Jahrhunderts zeichnen sich durch ihre teilweise reich ausgestalteten Staffelgiebel nach dem Markt aus, die des 18. Jahrhunderts durch ihre hohen Mansarddächer und die Gliederung ihrer Fassaden durch Lisenen und aufgesetzte Spiegel. Einige der Frühbauten zeigen auch noch die typischen Erker, die im 18. Jahrhundert nur noch den Eckhäusern vorbehalten blieben. Im Erdgeschoß befinden sich durchweg Läden, deren Besitzer ihre Waren auch vor ihnen auf der Straße ausbreiten. Sechs Straßen gehen, auf der Vedute sichtbar, vom Altmarkt ab: nach Osten die Große Frohngasse und die Kreuzgasse, nach Süden die Schreibergasse und die Seegasse, die man bis zum Seetor mit dem Blick verfolgen kann; die beiden Straßen nach Westen, die Webergasse und die Scheffelgasse, werden nur durch ihre Lichteinfälle in die geschlossene Häuserfront angedeutet. Auf dem Markt selbst steht im Süden das niedrige Chaisenträgerhaus (Tafel 50), 1748 errichtet und 1888 abgebrochen, an der Ostseite des Platzes der Justitiabrunnen (Tafel 49) von Christoph Abraham Walther aus dem Jahre 1653. Er fiel 1888 bei dem Durchbruch der König-Johann-Straße nach dem Pirnaischen Platz. Auf der Westseite sehen wir das Rathaus, das erste in Verkürzung wiedergegebene Gebäude mit dem Dachreiter, das Johann Gottfried Fehre nach einem Entwurf von Johann Christoph Knöffel 1741 bis 1745 errichtete. Die Vedute wird von der im Südosten aufsteigenden Westturmfront der von 1492 bis 1499 erbauten Kreuzkirche beherrscht (Tafel 48). Die reiche Staffage auf dem Platz ähnelt den anderen Veduten Bellottos. Hervorgehoben zu werden verdienen die in der rechten Bildecke stehenden Wassertonnen zum Feuerlöschen (Tafel 51) und die Warenauslagen vor den Schaufenstern.

DETAILS

48 · Die Turmfront der Kreuzkirche am Eingang der Kreuzgasse
mit den Bürgerhäusern zwischen Großer Frohngasse und Schreibergasse
49 · Bürgerhäuser der Ostseite mit Ladenvorbauten und dem Justitiabrunnen
50 · Das Chaisenträgerhaus mit Bürgerhäusern des 17. Jahrhunderts
vor der Schreibergasse mit ältestem Eckerker
51 · Die Südwestseite des Altmarktes mit der Seegasse bis zum Seetor

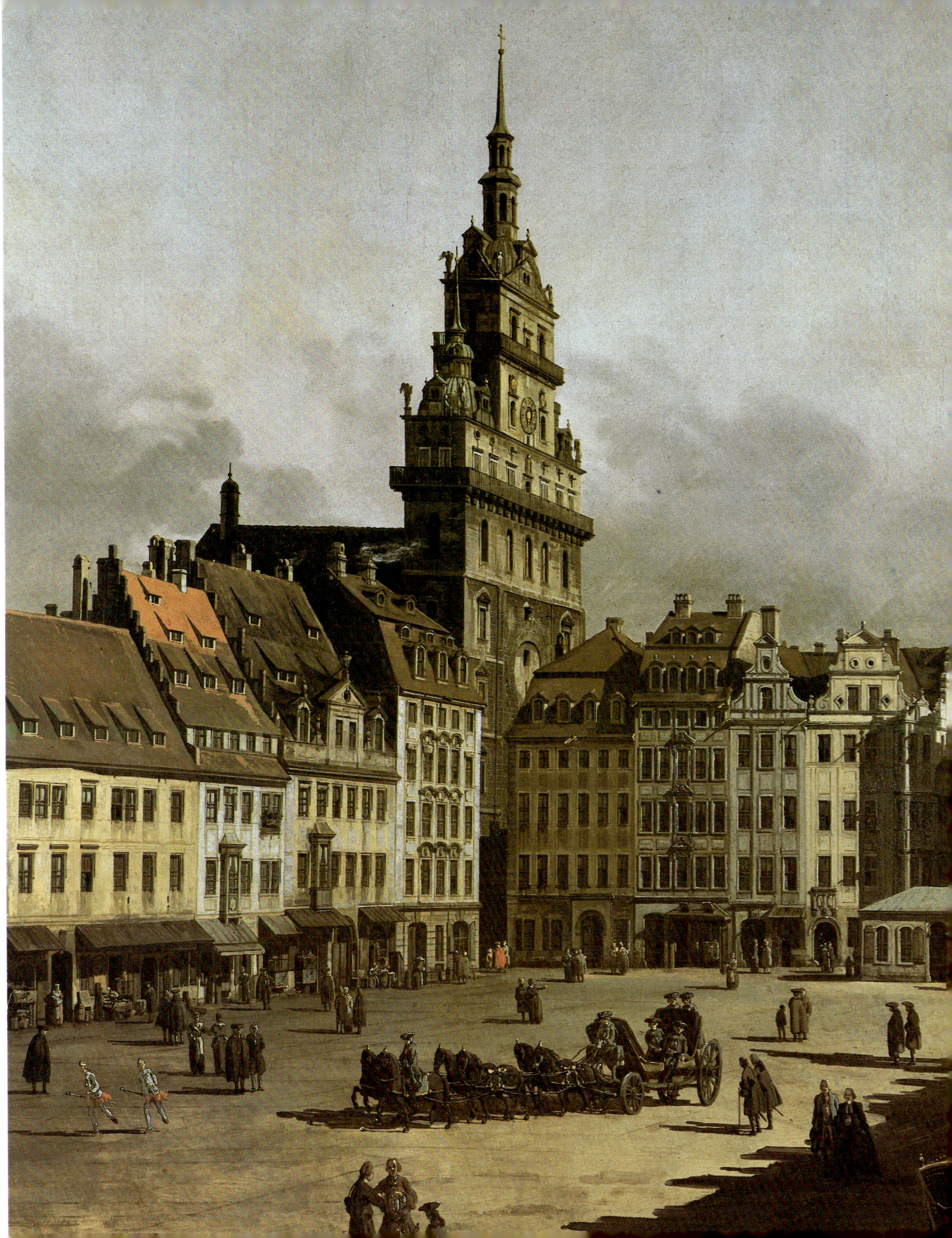

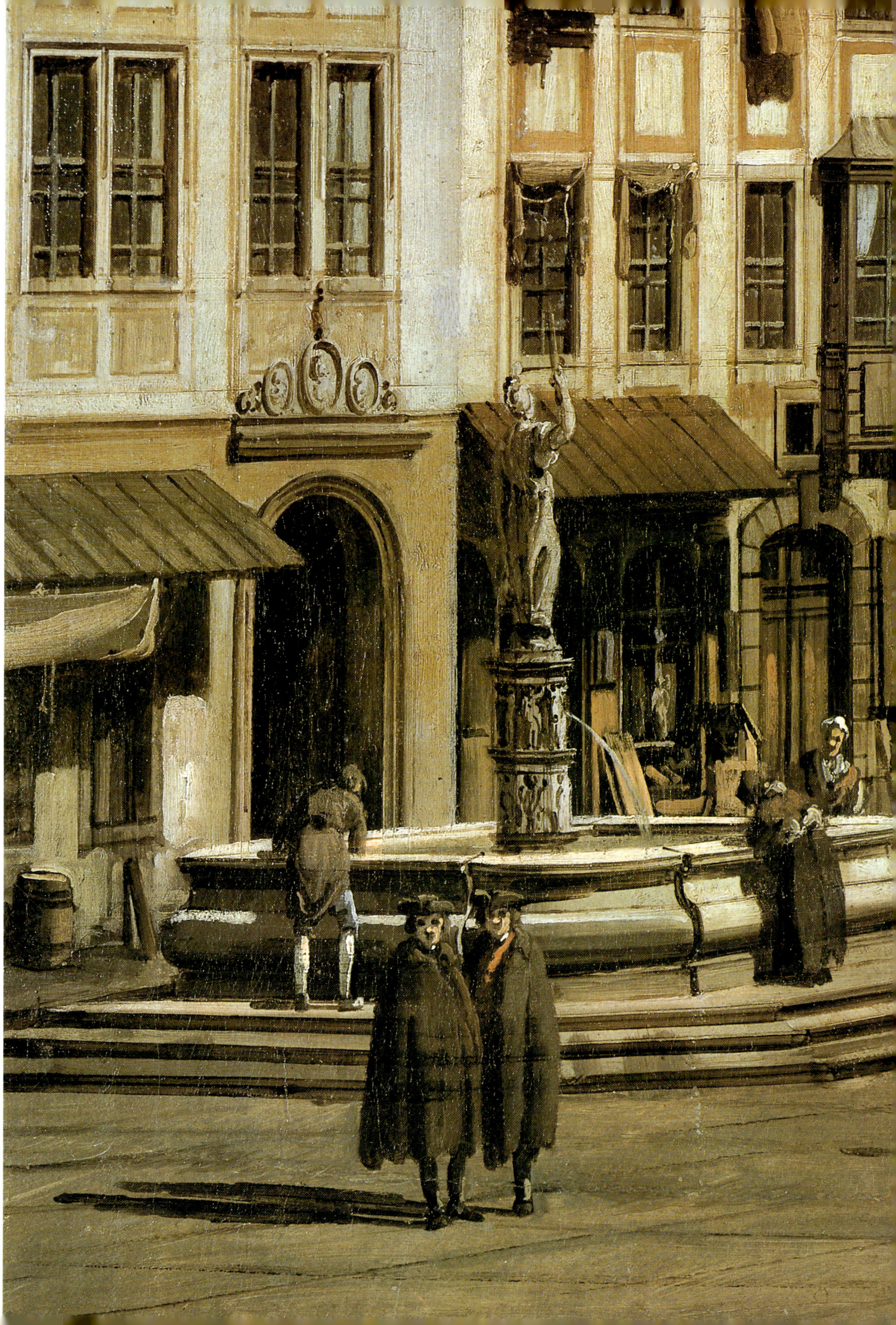

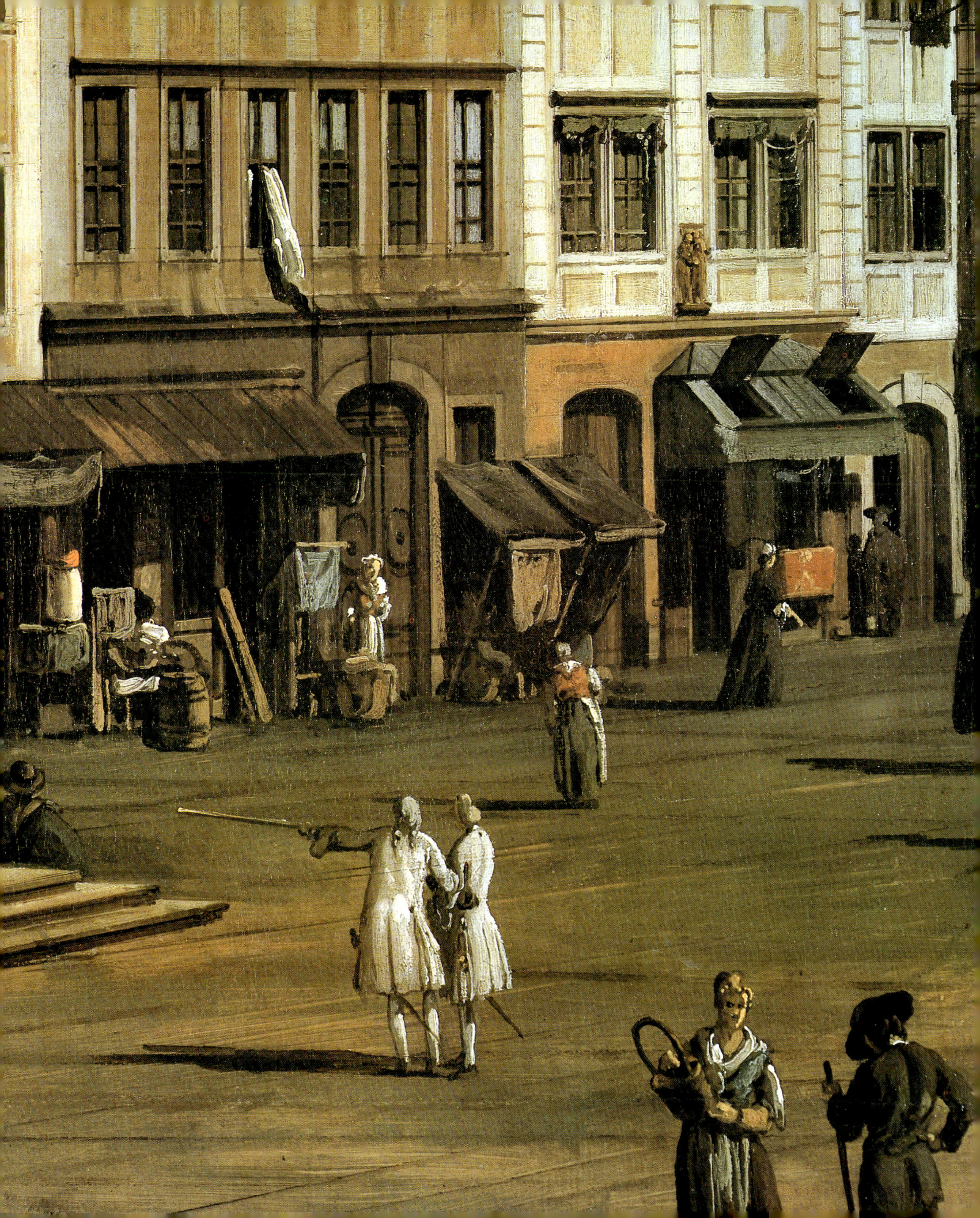

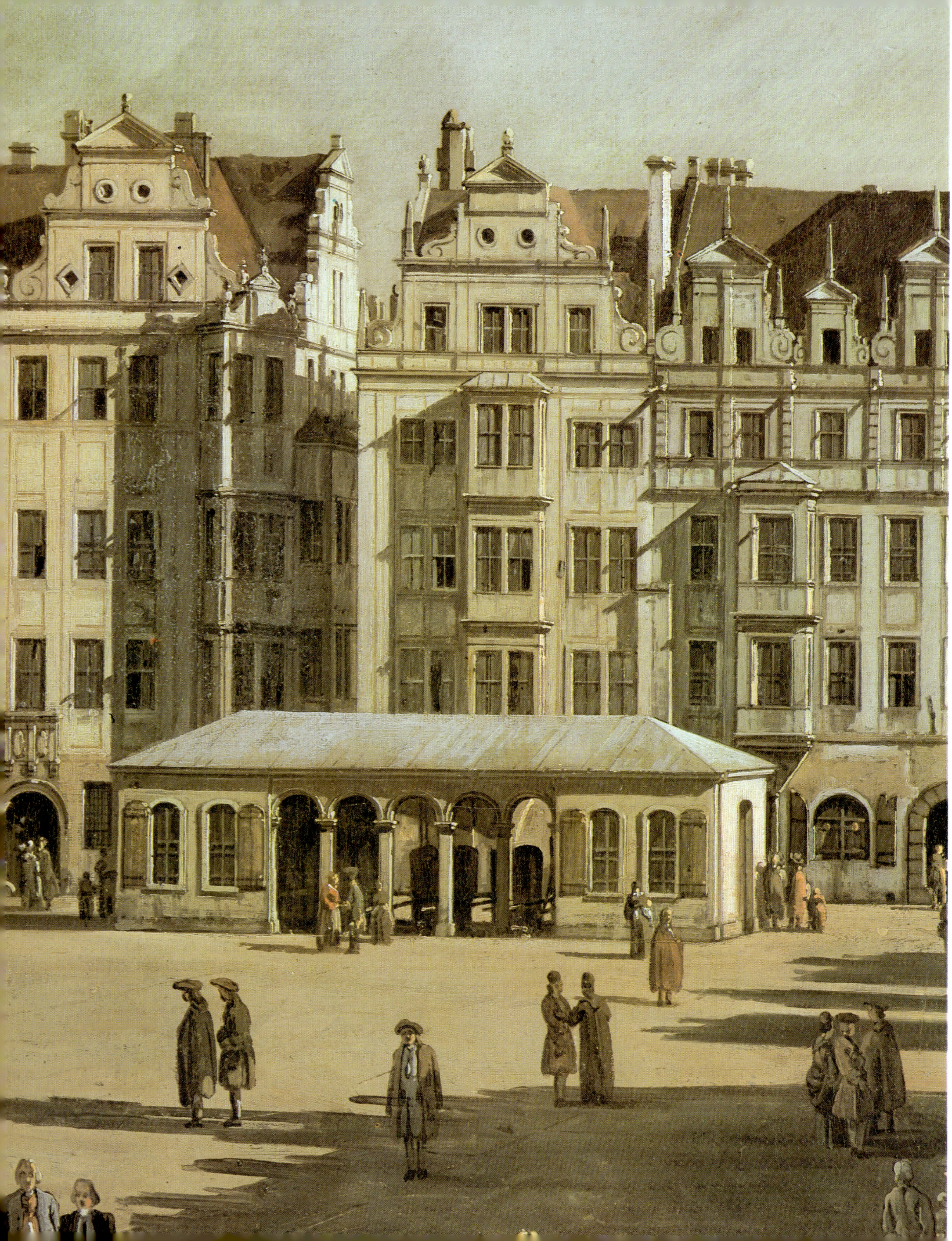

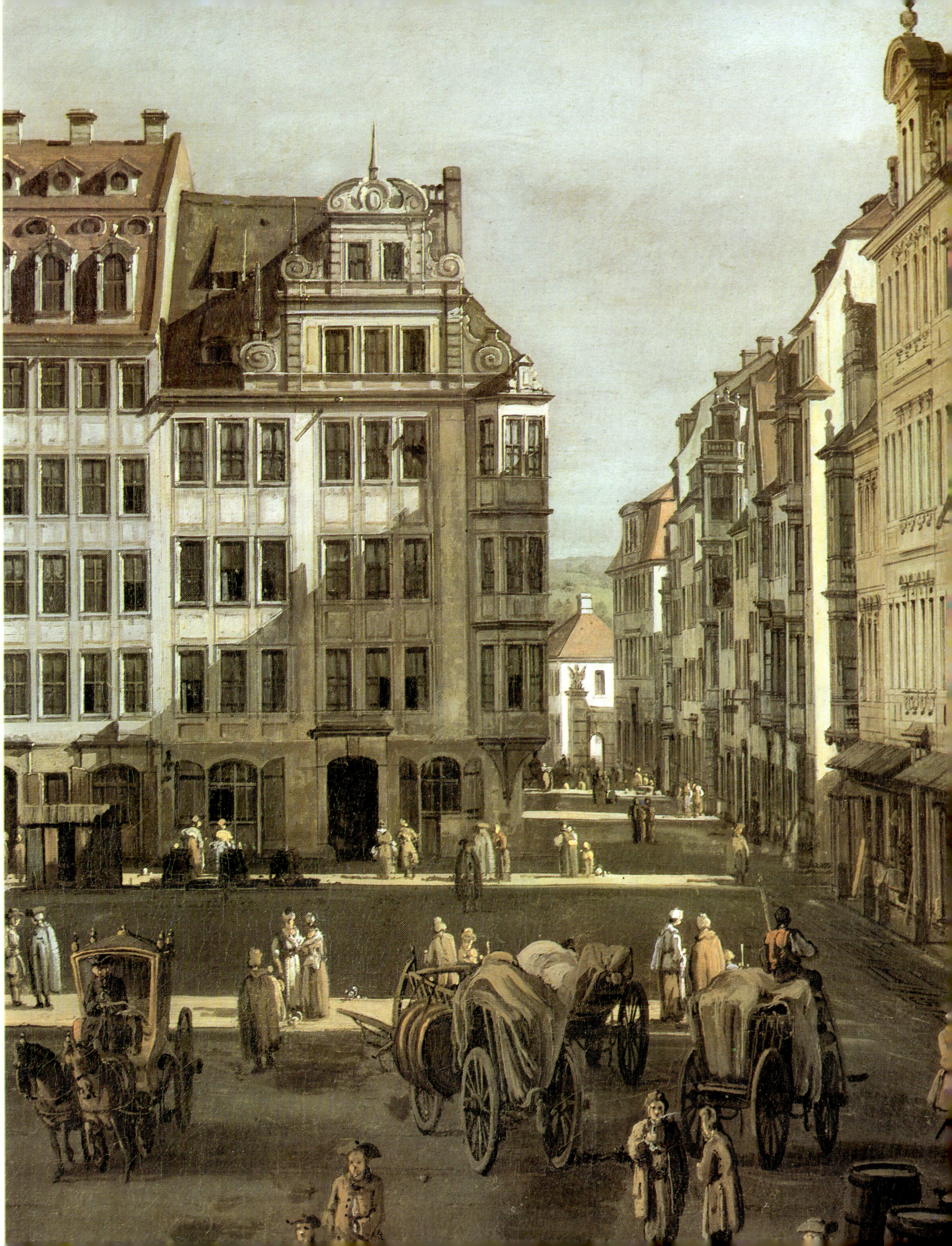

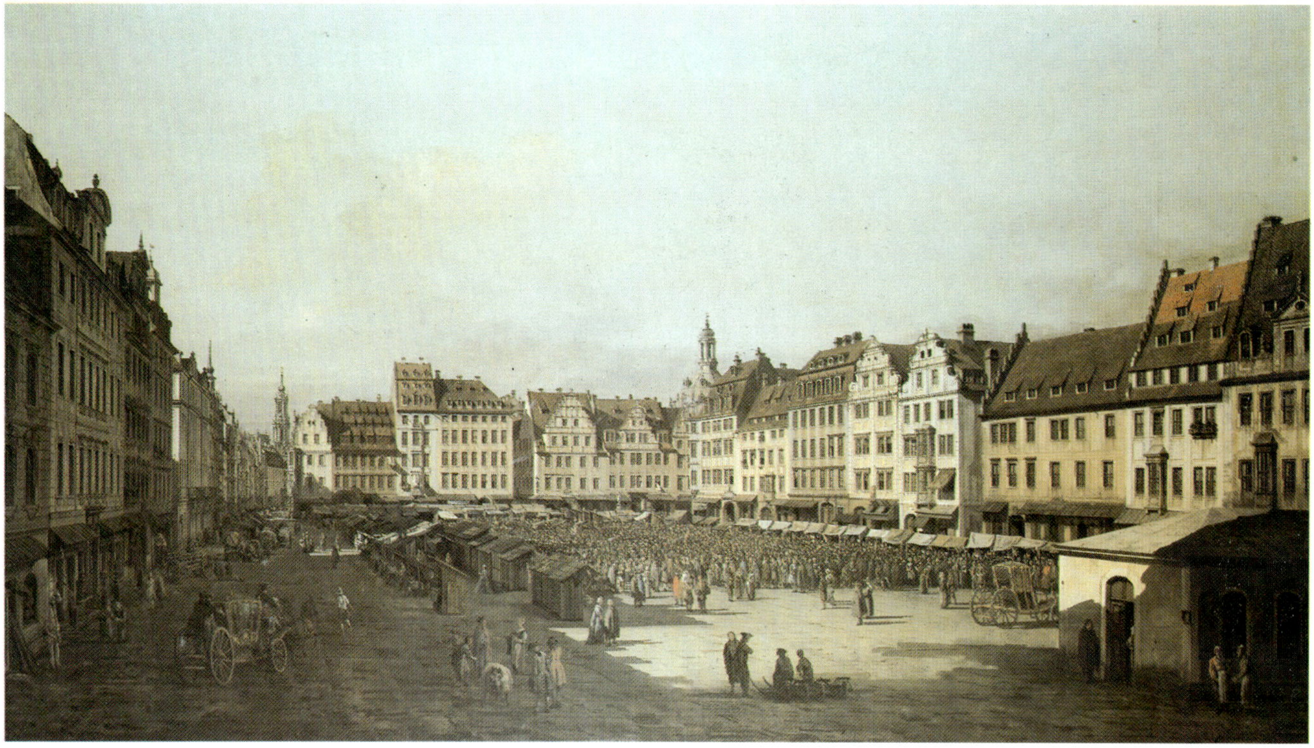

Das Gemälde bringt das Gegenstück zur vorigen Vedute des Altmarktes. Bellotto hat ihn vom Eingang der Seegasse aus aufgenommen. Neu erscheint die Nordfront des Altmarktes mit dem Blick in die Schloßgasse (Tafel 53) links und die Zäsur der Schössergasse in der Mitte. Über der Schloßgasse erhebt sich wiederum der damals noch nicht vollendete Turm der Katholischen Hofkirche, über der Badergasse, die unsichtbar bleibt, rechts die Kuppel der Frauenkirche (Tafel 55). Von bedeutenden Häusern verdient das zweite am linken Bildrand besonders hervorgehoben zu werden. Es ist das damals berühmte Gasthaus «Zum Goldenen Ring», das Johann Christian Fehre d. Ä. 1703 errichtete. Rechts über dem Chaisenträgerhaus erscheint das älteste Haus der Stadt überhaupt, die Marienapotheke, die 1481 erbaut wurde. Auf dem Platz findet der übliche Wochenmarkt mit seinen hierfür aufgestellten Holzbuden statt. Bellotto benutzt das Ereignis zur Darstellung einer großen Menschenmenge, in deren Mitte der Justitiabrunnen steht, dahinter zwei der typischen Giebelhäuser des 17. Jahrhunderts (Tafel 55).

DETAILS

53 · Markttreiben auf dem nordwestlichen Teil des Altmarkts mit Schloßgasse
54 · Markttreiben auf dem östlichen Teil des Altmarkts
55 · Die Nordseite des Altmarkts von der Schössergasse
bis zur Großen Frohngasse mit Wohnbauten des 17. und 18. Jahrhunderts
und dem Justitiabrunnen,
über dem Eingang der Badergasse die Kuppel der Frauenkirche

53

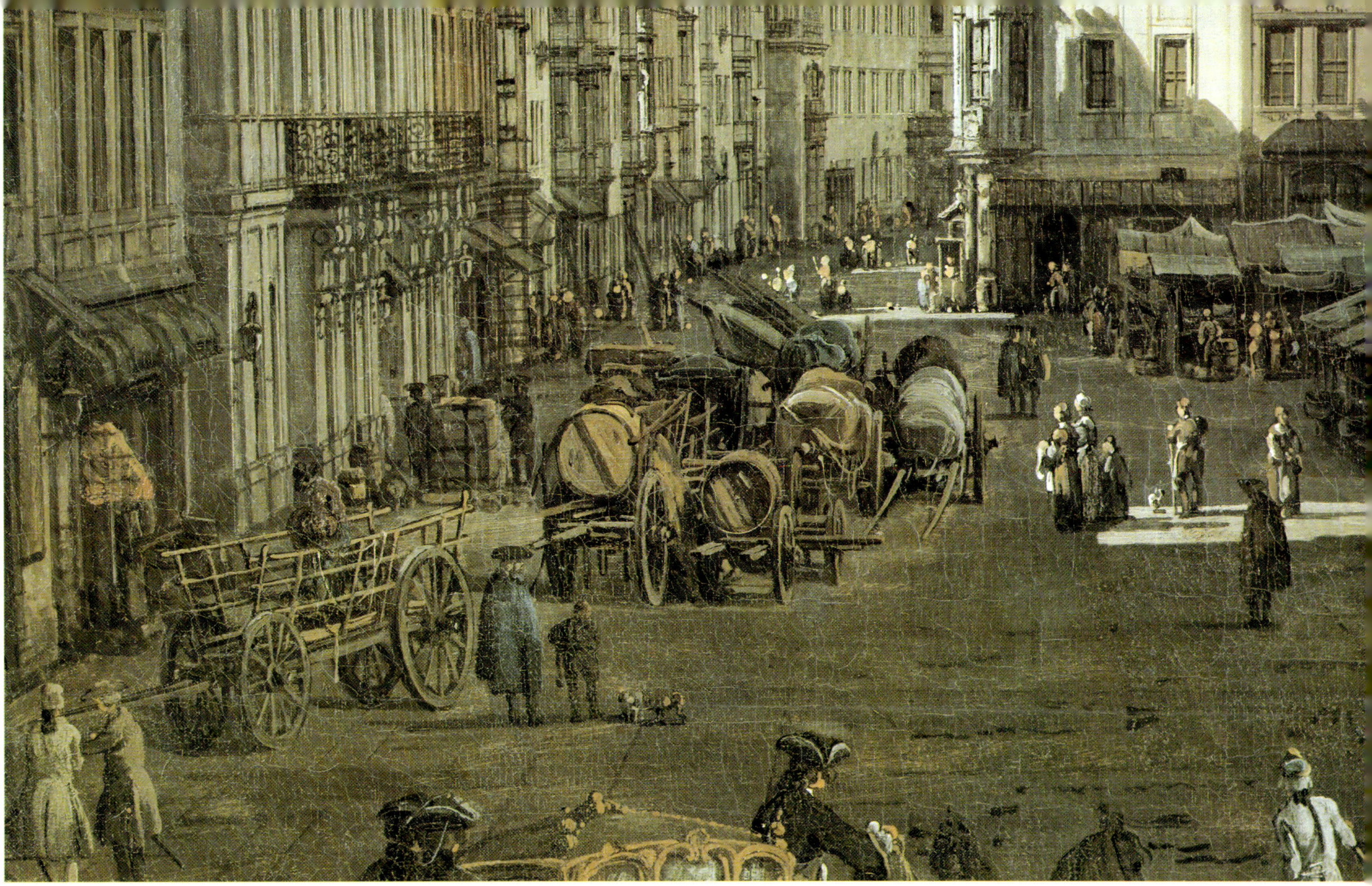

54

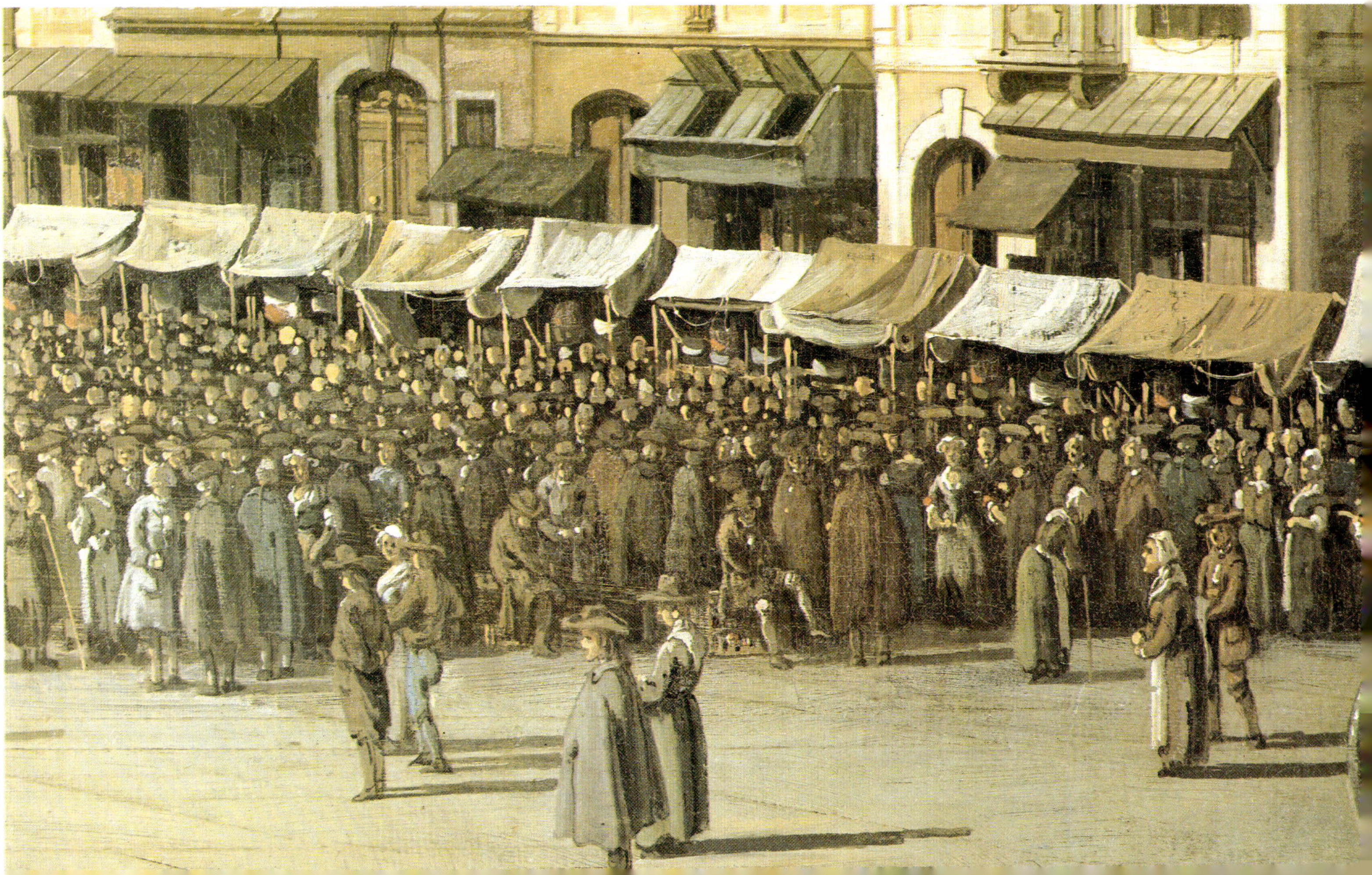

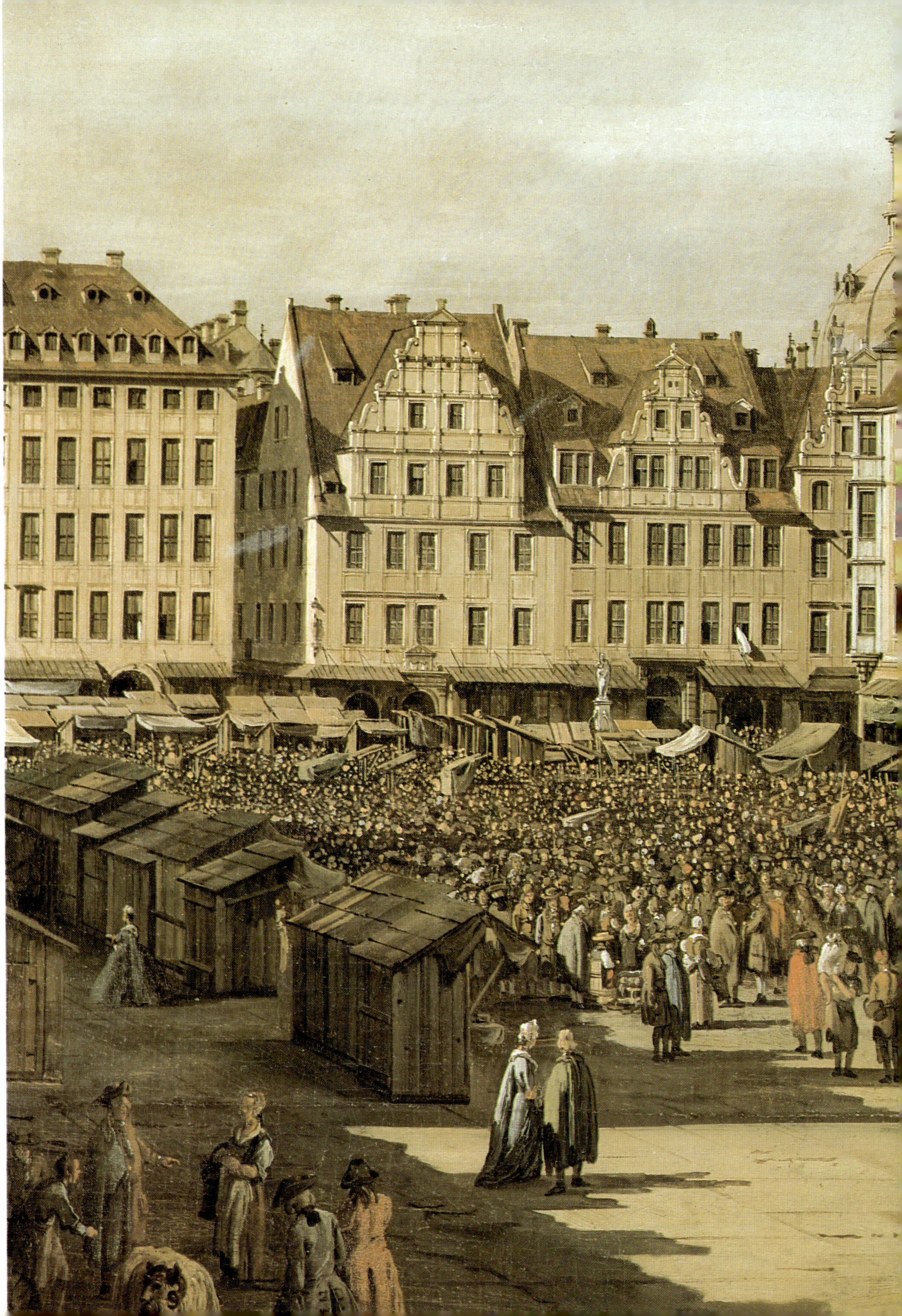

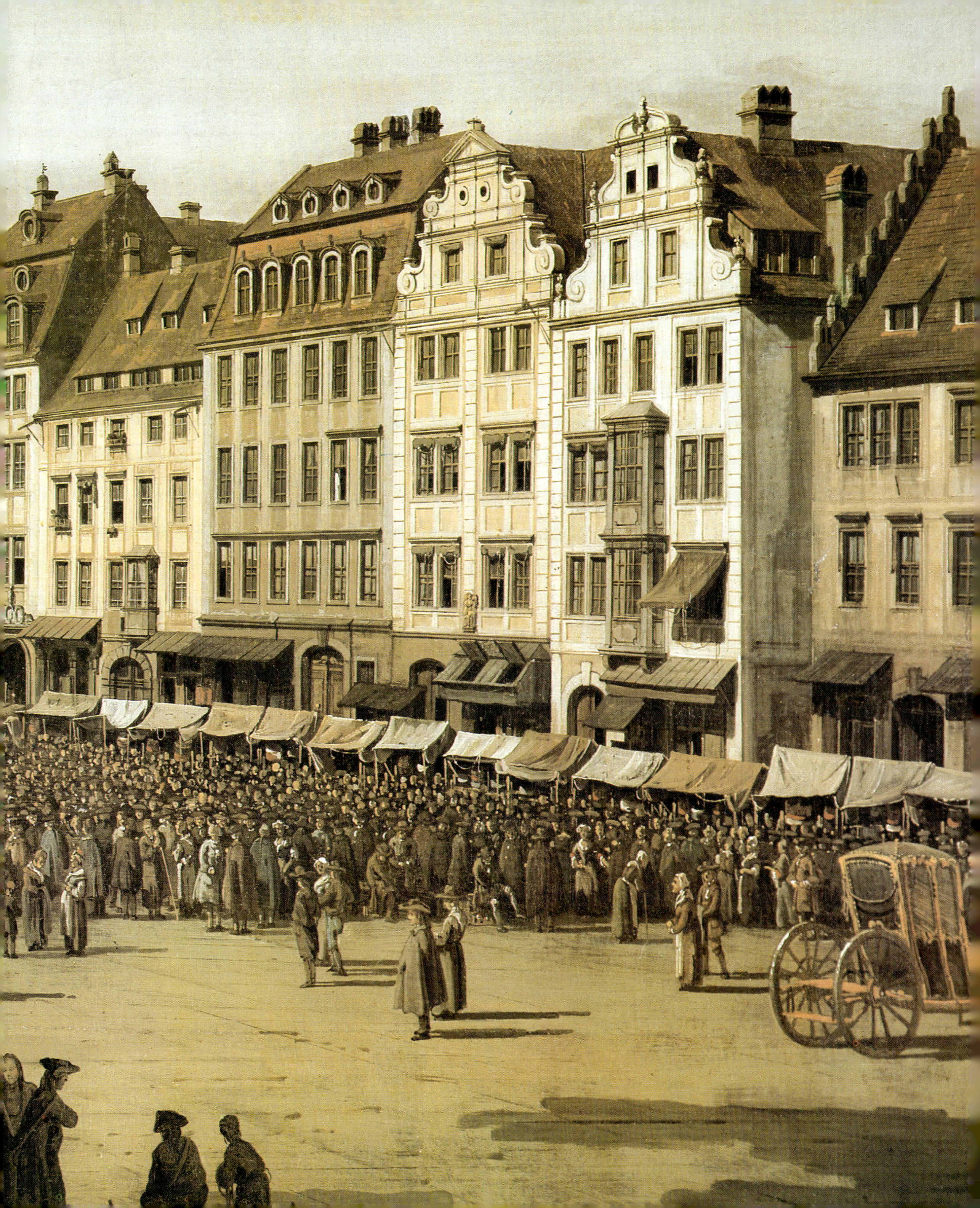

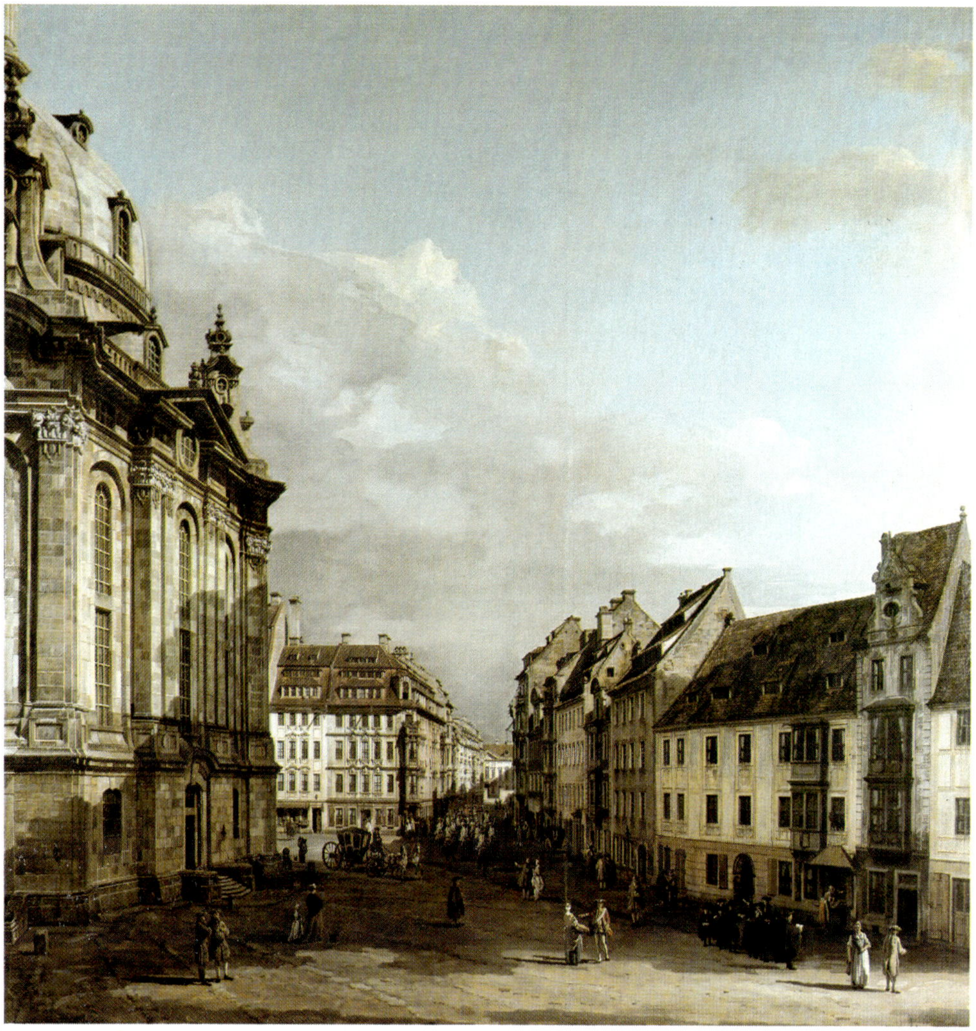

In der Vedute der Frauenkirche stellt Bellotto die Kirche George Bährs bis zum Kuppelansatz in das linke Bilddrittel. In der Bildmitte führt die Rampische Gasse (Tafel 57) mit ihren bürgerlichen Barockbauten zum Kurländer Palais, das die Straße begrenzt. Von ihm, das Johann Christoph Knöffel 1729 für den Grafen Wackerbarth ausführte, wird nur noch ein Ausschnitt mit dem angeschnittenen Dreieckgiebel sichtbar. Drei für den Wohnbau der ersten Hälfte des 18. Jahrhunderts charakteristische Haustypen seien hervorgehoben. Es ist das einmal das erste Haus links hinter der Kirche mit vier Achsen, «Zur Glocke» genannt (Tafel 58), das George Bähr 1711 errichtete. Ihm folgt rechts daneben das Eckhaus An der Frauenkirche/Rampische Gasse, um 1730 erbaut, mit fünf Achsen, deren drei mittlere mit Stuck dekoriert sind, mit drei Obergeschossen sowie ausgebauter Mansarde (Tafel 58). Der dreigeschossige Erker mit Austritt im obersten Geschoß und betontem Mansardfenster setzt einen städtebaulich bedeutenden Akzent an den Straßeneingang. Auf der rechten Bildecke erscheint ein nur zweiachsiges Gebäude, ein Haustyp, der in Dresden Handtuch genannt wurde, hier mit Doppelerker und mächtigem barockem Giebelaufsatz versehen. Von den Staffagefiguren sind die Kurrendesänger und die Abteilung der Garde du Corps besonders hervorzuheben.

DETAILS

57 · Die Rampische Gasse bis zum Kurländer Palais und die Garde du Corps
58 · Die Frauenkirche mit dem Haus «Zur Glocke» und dem Eckhaus Rampische Gasse
59 · Staffage mit Grenadier und Mädchen

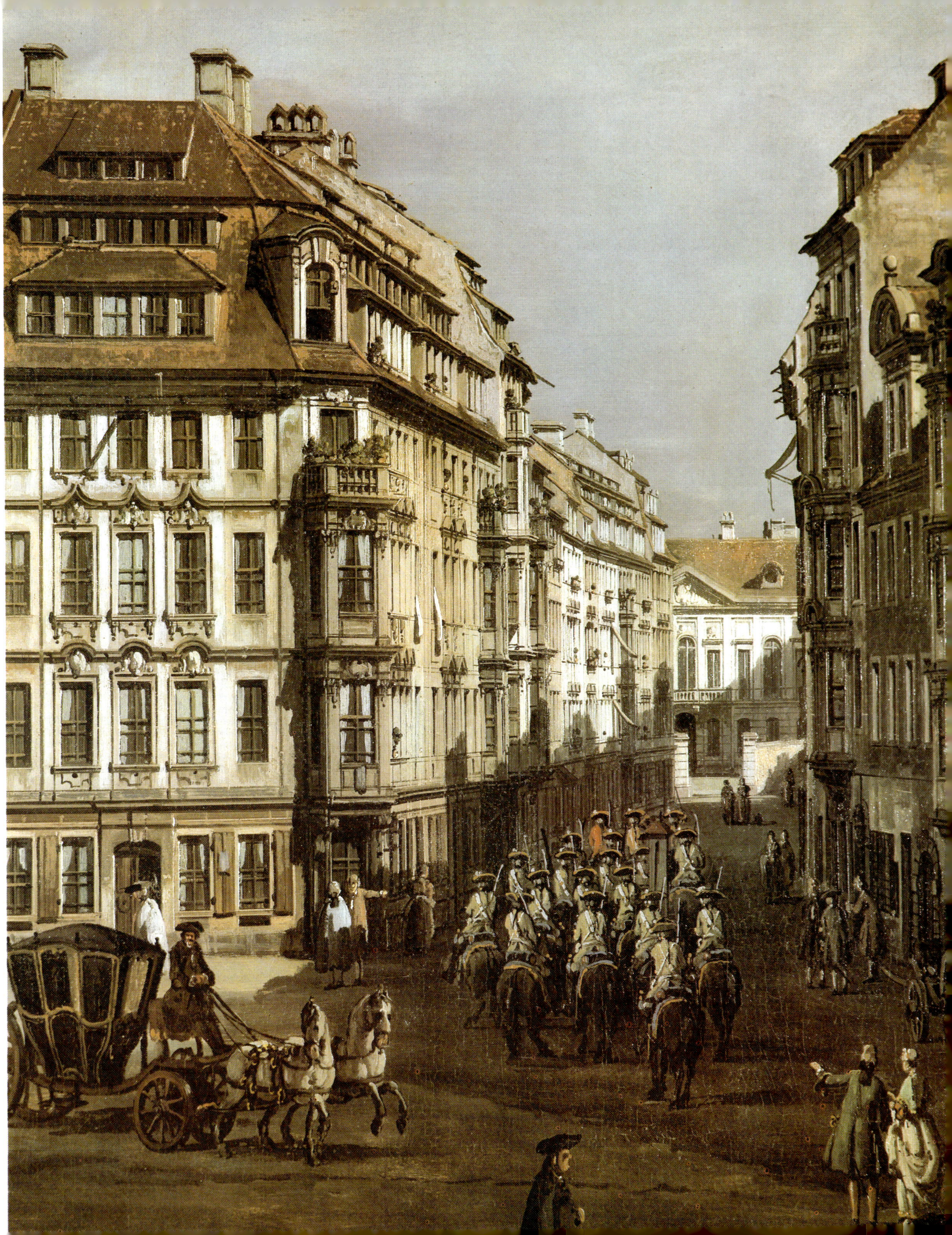

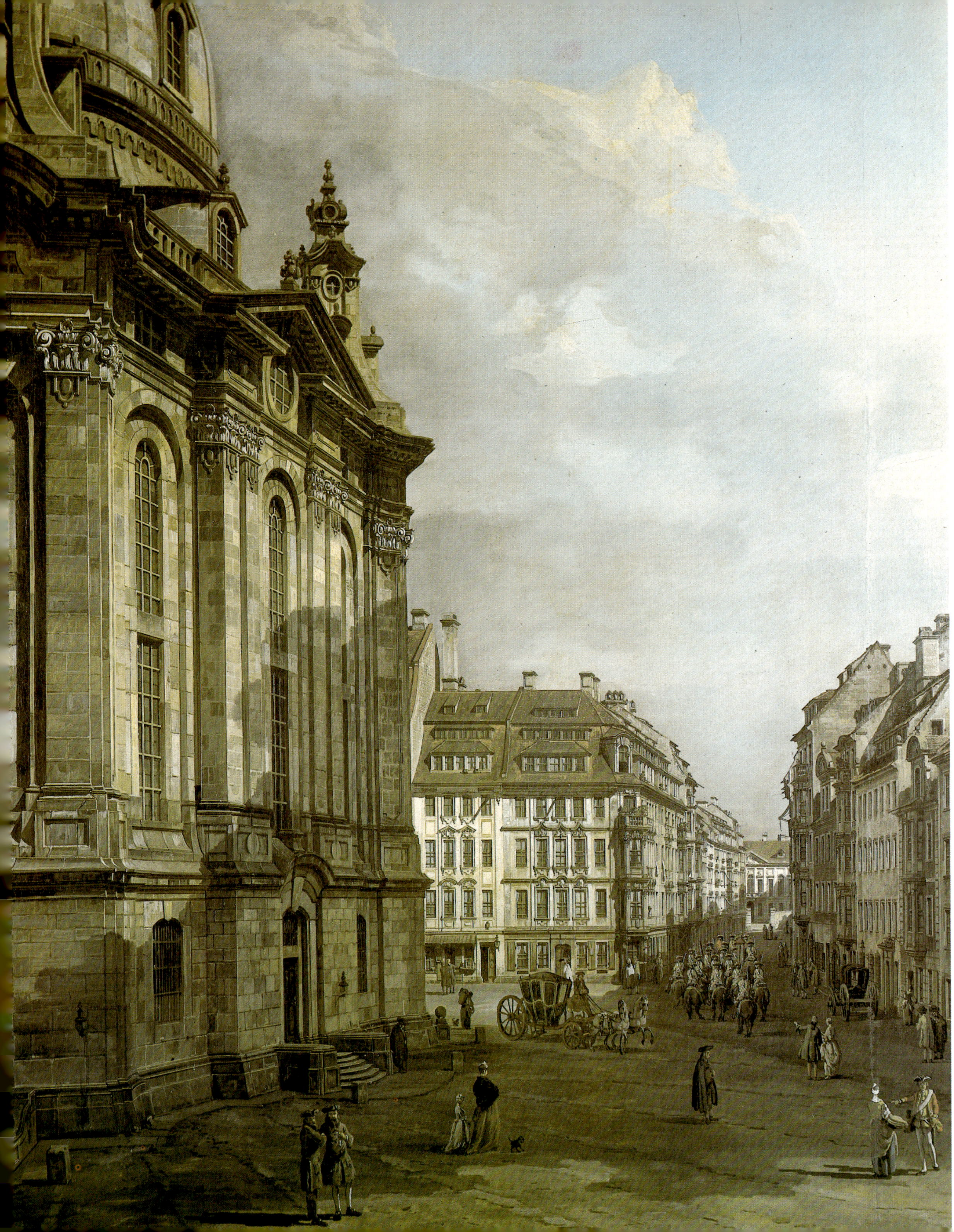

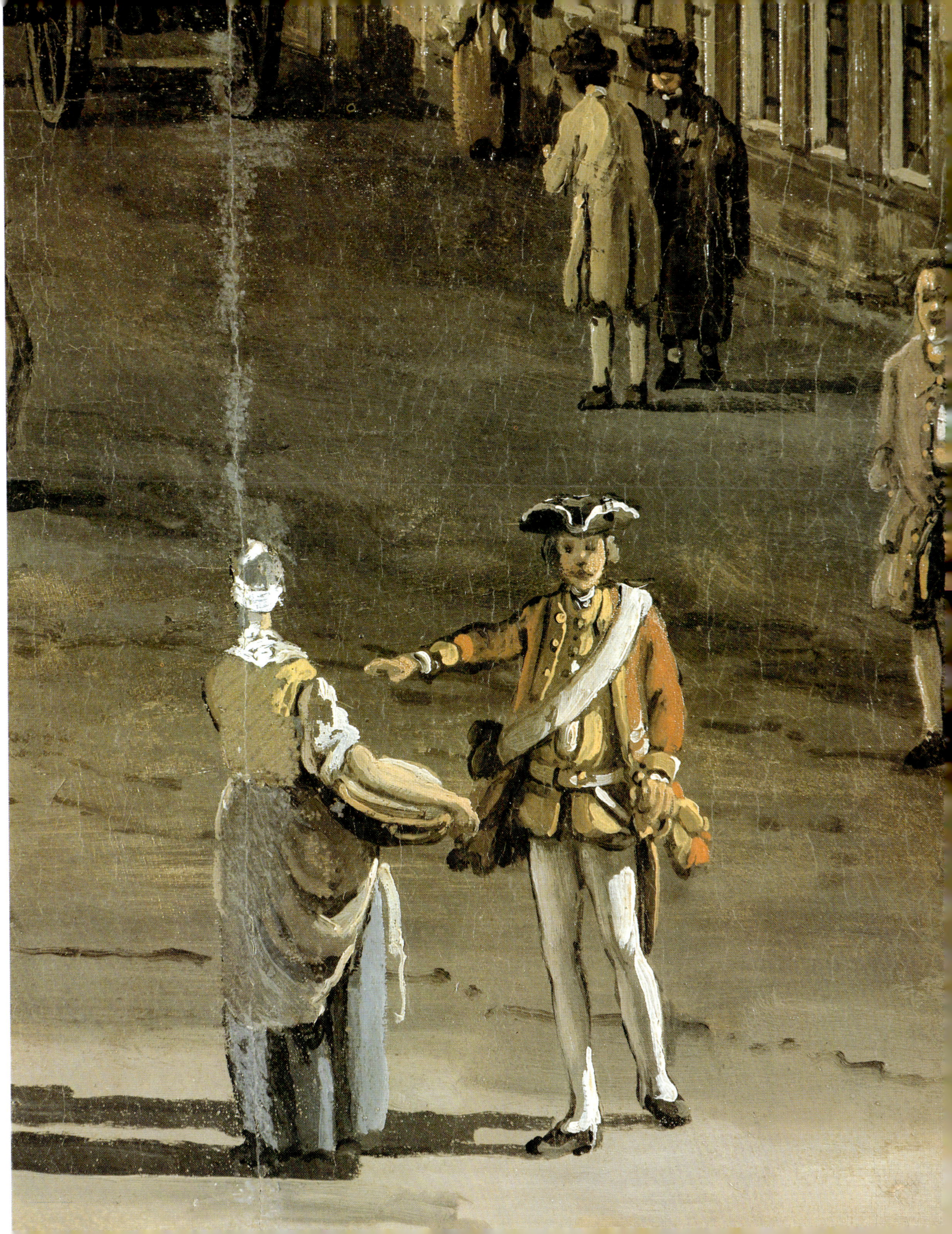

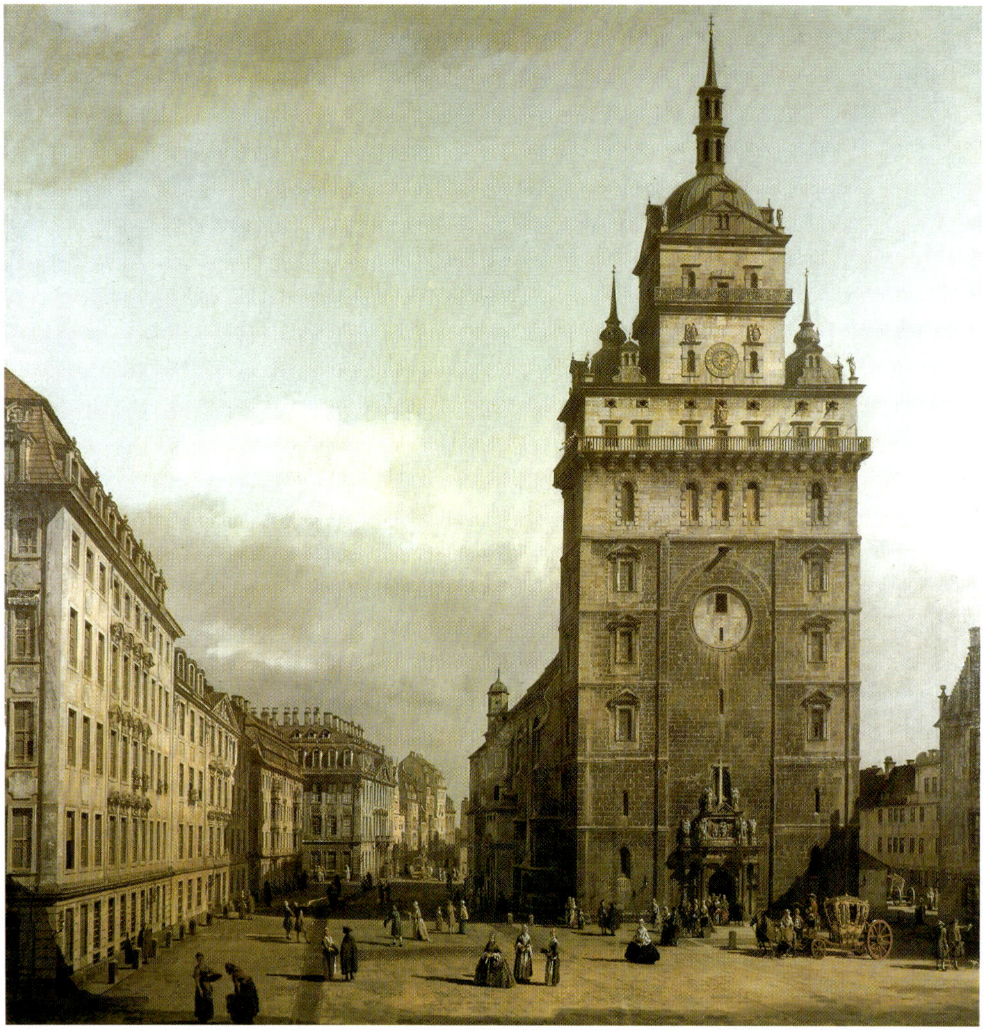

Bellotto malte die Vedute der Kreuzkirche von der Südostecke des Altmarktes aus. Der Blick ist ausgerichtet auf die Kreuzgasse mit ihren vornehmen bürgerlichen Wohnbauten (Tafel 61). Als erstes der Bürgerhäuser erscheint das Eckhaus am Altmarkt aus der Zeit um 1730, das schon die Vedute vom Altmarkt mit der Kreuzkirche abschloß. Es folgen eine Reihe weiterer Bauten aus der gleichen Periode. An der Ecke der Weißen Gasse treten drei Achsen des von Matthäus Daniel Pöppelmann 1720 bis 1724 erbauten Palais Vitzthum-Rutowski hervor (Tafel 62). Die Frontansicht des 90 Meter hohen Kreuzkirchenturmes beherrscht die Vedute. Ihn erweiterten, nach einem Entwurf von Hans Walther II, Melchior Barthel, Martin Richter und Benedix Schmied zwischen 1579 und 1583. Den umfangreichen plastischen Schmuck, vor allem des Portals (Tafel 64), lieferten die Werkstätten Christoph Walthers IV und Melchior Jobsts 1589. Der durch Blitzschlag beschädigte Turm (Tafel 63) mußte 1669 bis 1674 wiederhergestellt werden. 1760 wurde er ein Opfer der Beschießung. Auf der Kreuzgasse selbst der überdeckte Kaitzbach, der auch unter dem Altmarkt und der Schloßgasse floß und sich von dort in die Elbe ergoß.

DETAILS

61 · Die Kreuzgasse mit Bürgerhäusern und Palais Vitzthum-Rutowski
62 · Das Palais Vitzthum-Rutowski, die Kreuzgasse und das Langhaus der Kreuzkirche
63 · Der obere Turmabschluß der Kreuzkirche
64 · Das Portal der Kreuzkirche mit figuralem Schmuck
von Christoph Walther IV und Melchior Jobst

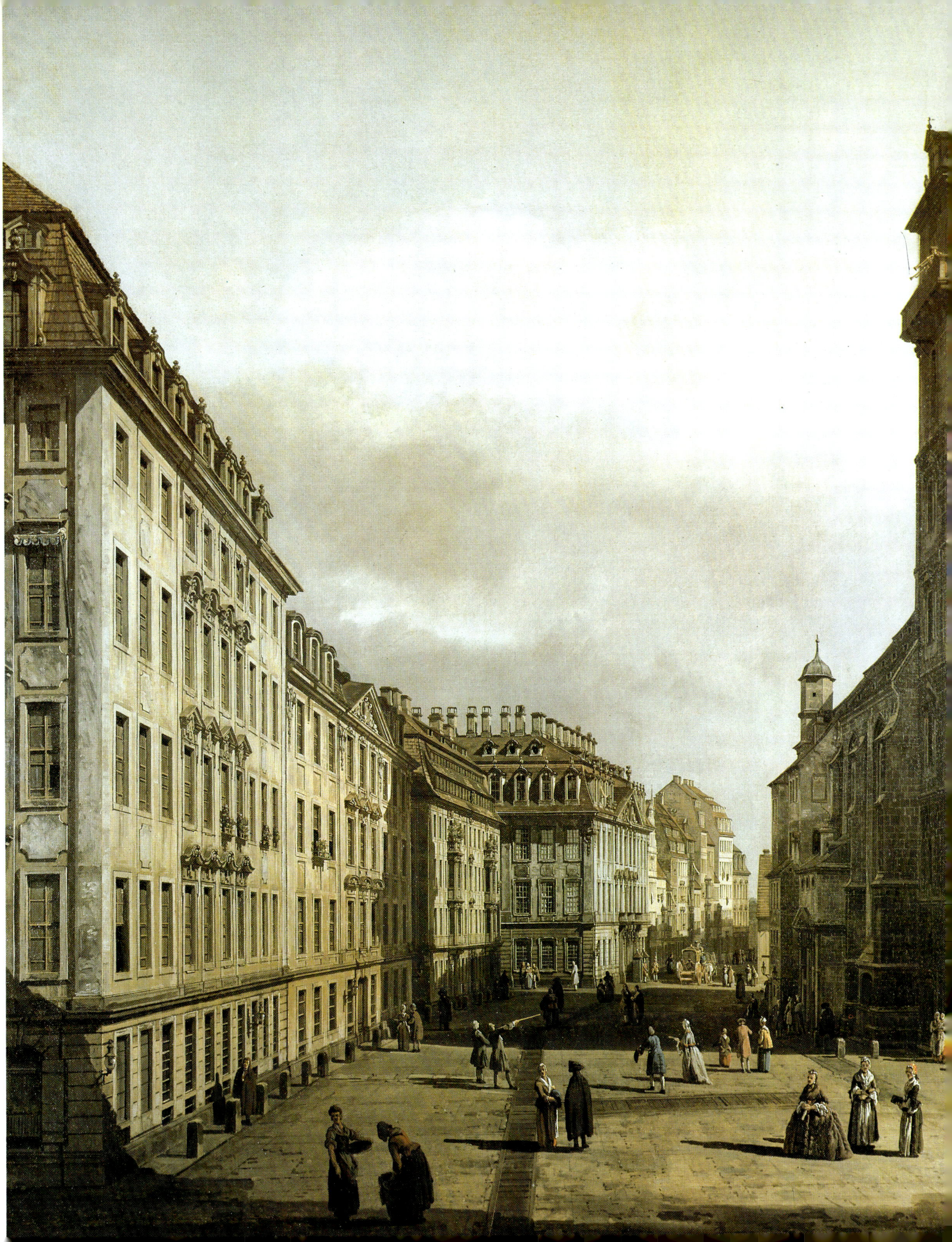

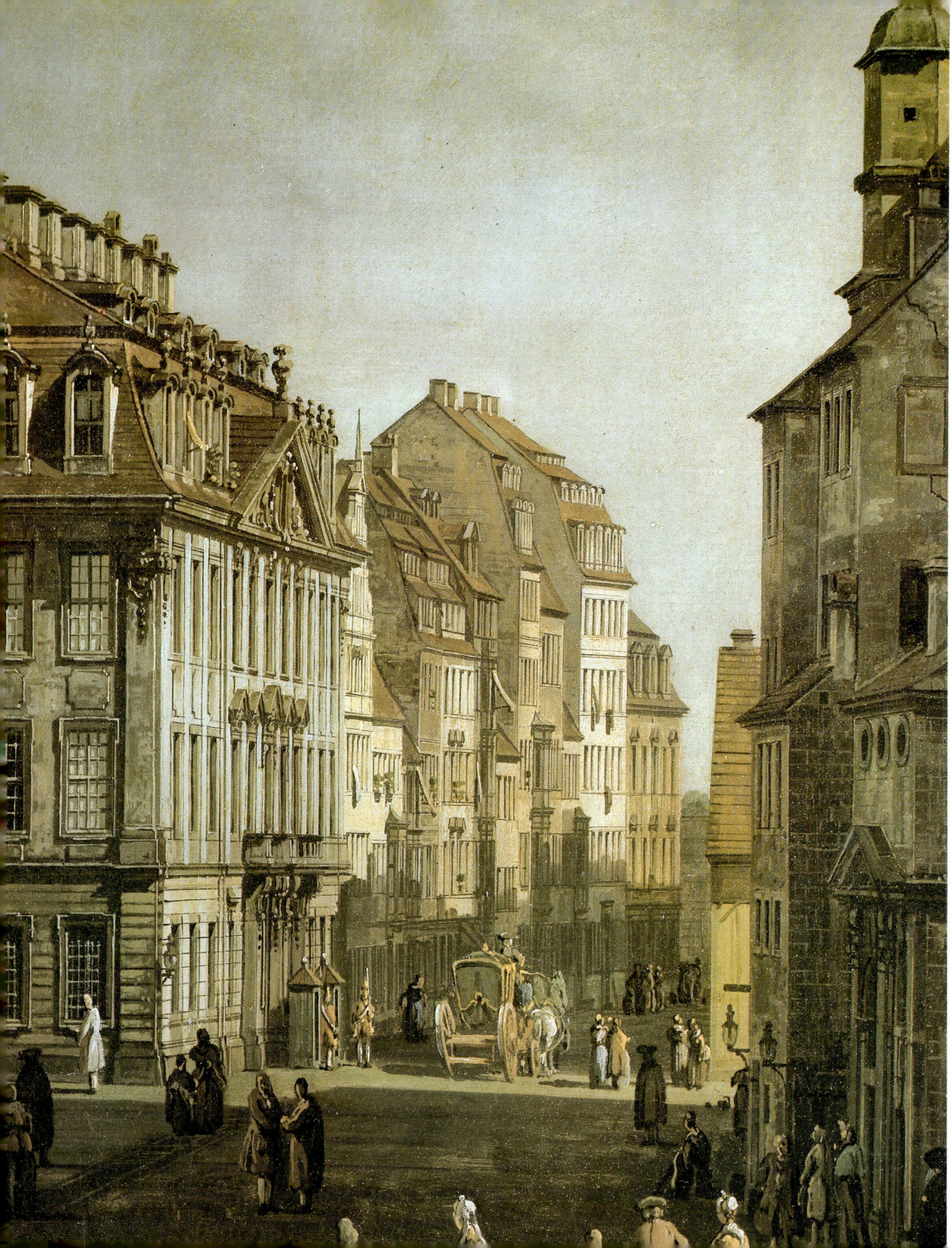

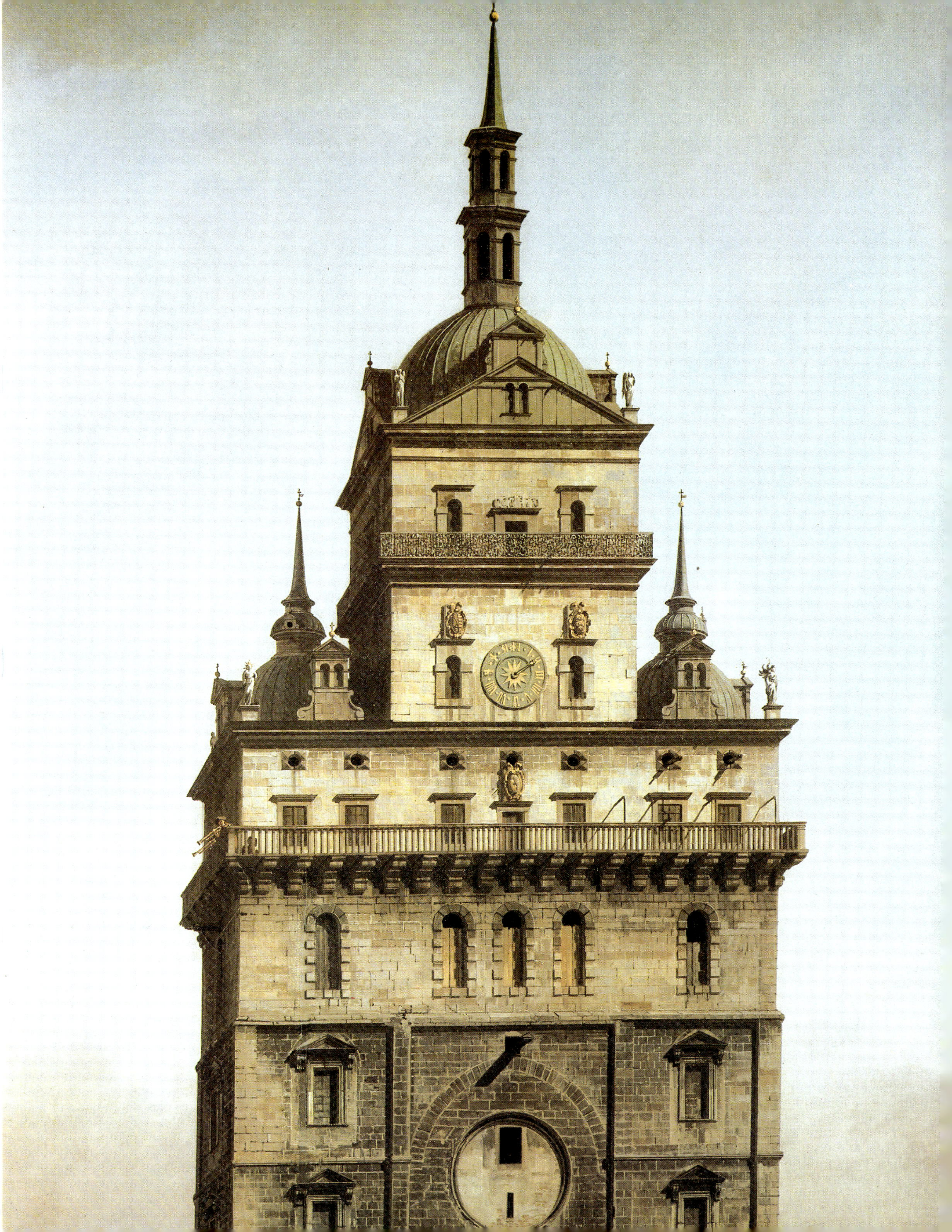

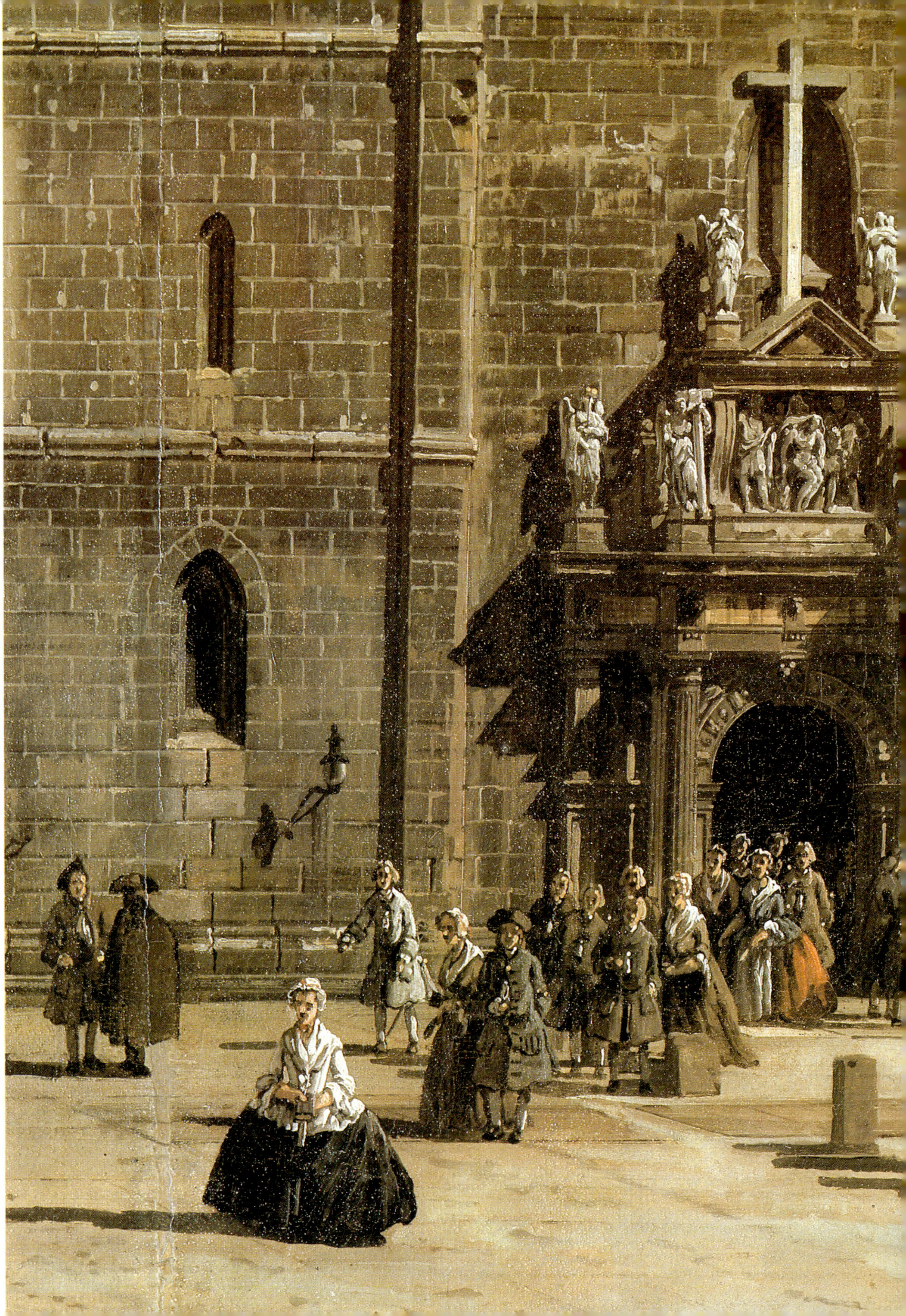

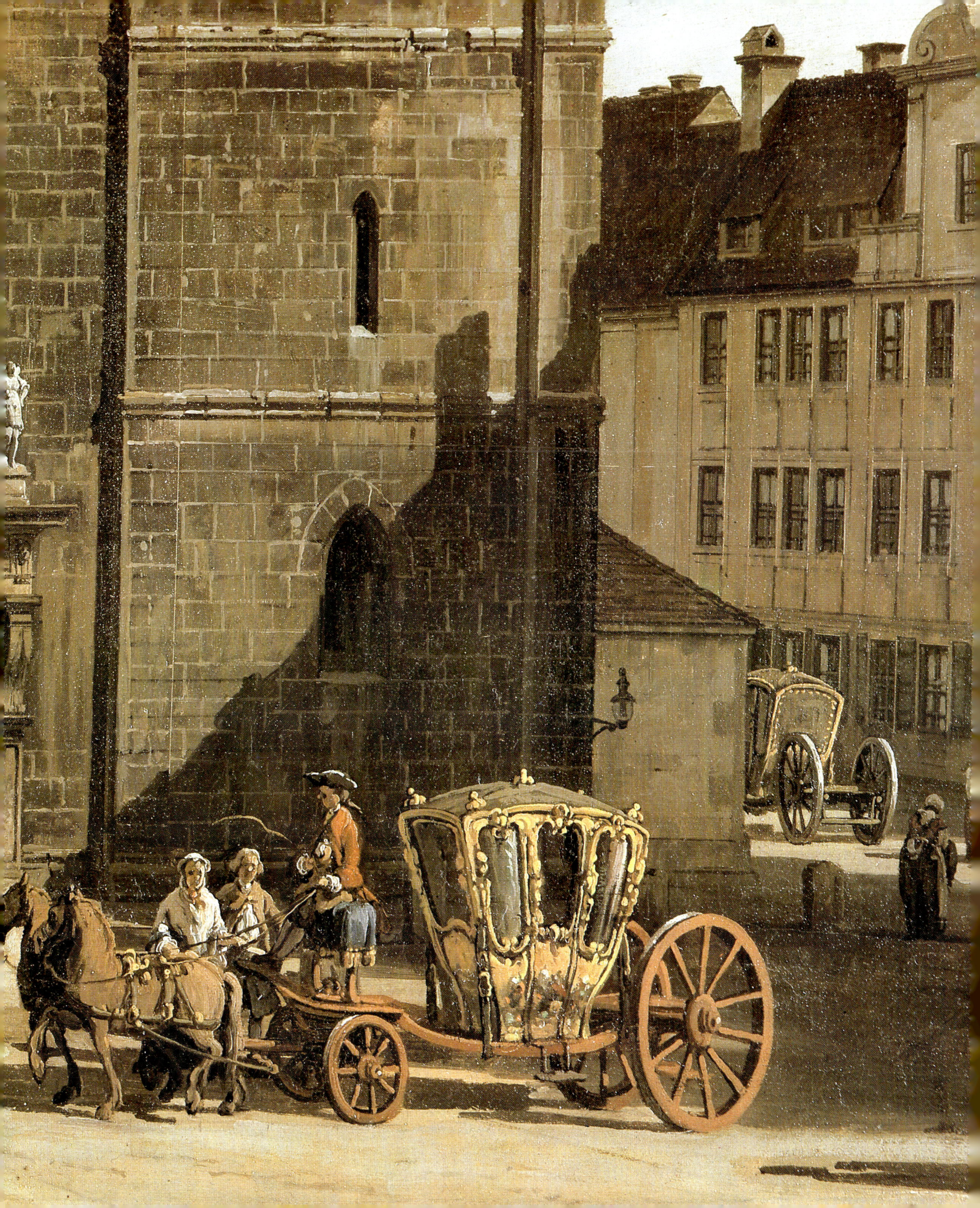

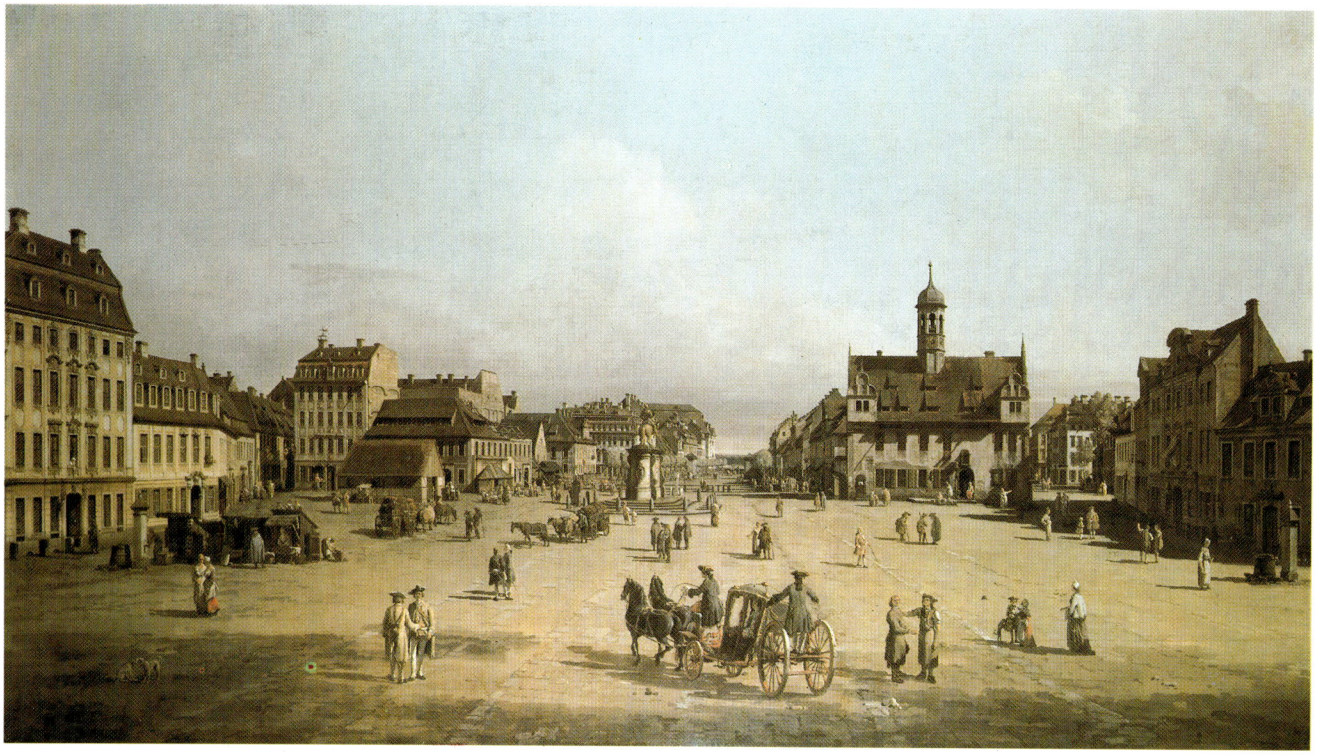

1685 war Altendresden, die Stadt rechts der Elbe, einem vernichtenden Brand zum Opfer gefallen. August der Starke hatte während seiner Regierungszeit eine neue Stadt unter fortschrittlichen, städtebaulichen Gesichtspunkten errichten lassen. 1732 wurde das ehemalige Altendresden in «Neue Königsstadt» umbenannt, das die Zeit in «Neustadt» vereinfachte. Die Vedute Bellottos ist vom Neustädter Aufgang der Augustusbrücke aus aufgenommen. Von dem weiten Platz, von dem nicht weniger als sieben Straßen abführen, sind die drei nach Norden mit aufgenommen, links die Rähnitzgasse, rechts die Breite Gasse, die seit dem 19. Jahrhundert Kasernenstraße hieß. Die mittelste und breiteste der ganzen Stadt ist die Hauptstraße, seit 1945 Straße der Befreiung genannt. Sie wurde in ihrer endgültigen Führung bis zum Schwarzen Tor erst 1732 vollendet und erhielt 1736 eine neue Lindenbepflanzung. Im ersten Drittel der Straße stehen rechts und links ein Wasserhaus. Das Gemälde beginnt links mit einem der typischen modernen Barockhäuser mit sieben Achsen Front, zwei Obergeschossen, einem Mezzaningeschoß und Mansarddach. Das hohe Haus neben dem Eingang zur Rähnitzgasse mit den drei Obergeschossen und der ausgebauten Mansarde, 1722 errichtet, hieß, seinem Schmuck entsprechend, «Der Goldene Stern» (Tafel 66). Ihm folgt das 1693 wiedererrichtete Gewandhaus. Es wird gerade abgebrochen, um Platz für das neue Rathaus von Johann Christoph Knöffel zu schaffen. Der Bau mit dem hohen Mansarddach ist die neue Dreikönigskirche von George Bähr und Matthäus Daniel Pöppelmann, 1732 begonnen und erst 1739 nach dem Tode beider Meister vollendet (Tafel 67). Auf der rechten Platzseite steht mit der Front nach dem Markt noch das alte, von Melchior Trost 1527/28 erbaute Rathaus (Tafel 68), das nach Vollendung des Neubaus 1755 abgebrochen wurde. Die Dominante des Platzes gehört dem Denkmal Augusts des Starken, das nach mancherlei Plänen 1736 hier seine Aufstellung fand. Schöpfer des Modells waren wohl Jean Joseph Vinache und Johannes Friedrich Eberlein. Ludwig Wiedemann hat es dann in Kupfer getrieben und feuervergoldet. Zacharias Longuelune schuf den Sockel. Bellotto zeigt den König, der auf kurbettierendem Pferde dahersprengt und in die Hauptstraße reitet, in Rückansicht (Tafel 67).

DETAILS

66 · «Der Goldene Stern» am Eingang der Rähnitzgasse
67 · Denkmal Augusts des Starken mit der westlichen Hauptstraße vom Gewandhaus bis zur Dreikönigskirche
68 · Das alte Rathaus zwischen Hauptstraße und Breiter Gasse

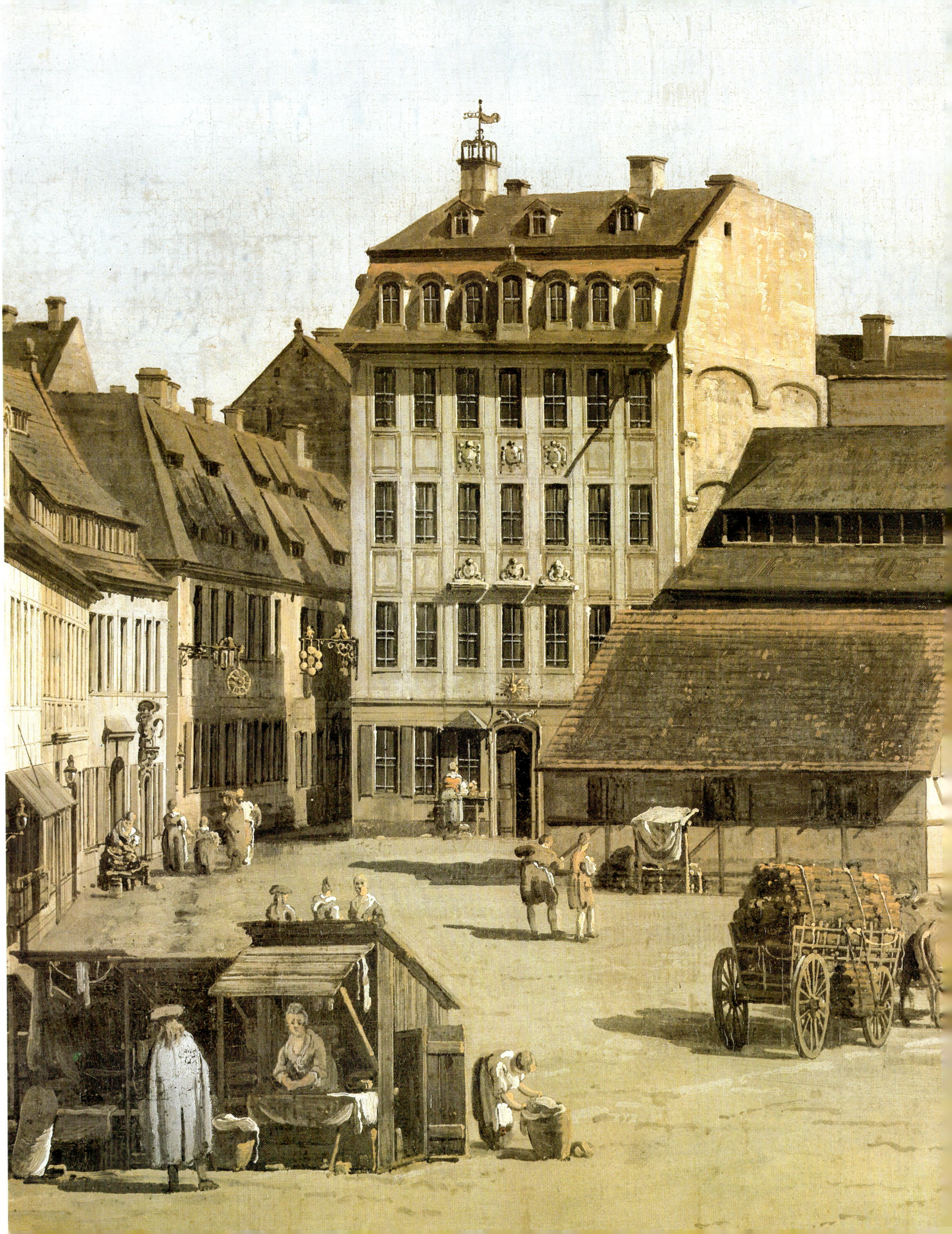

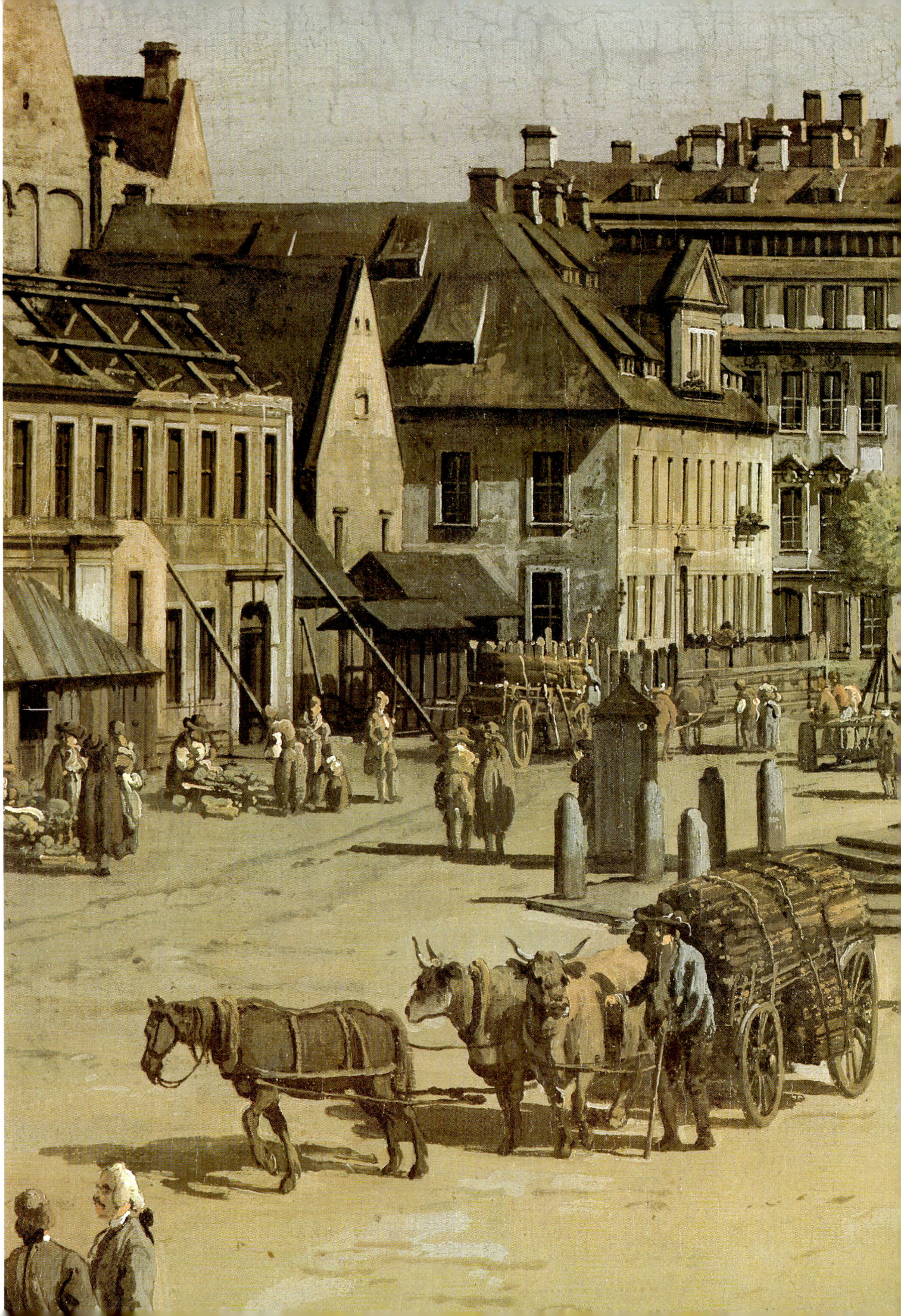

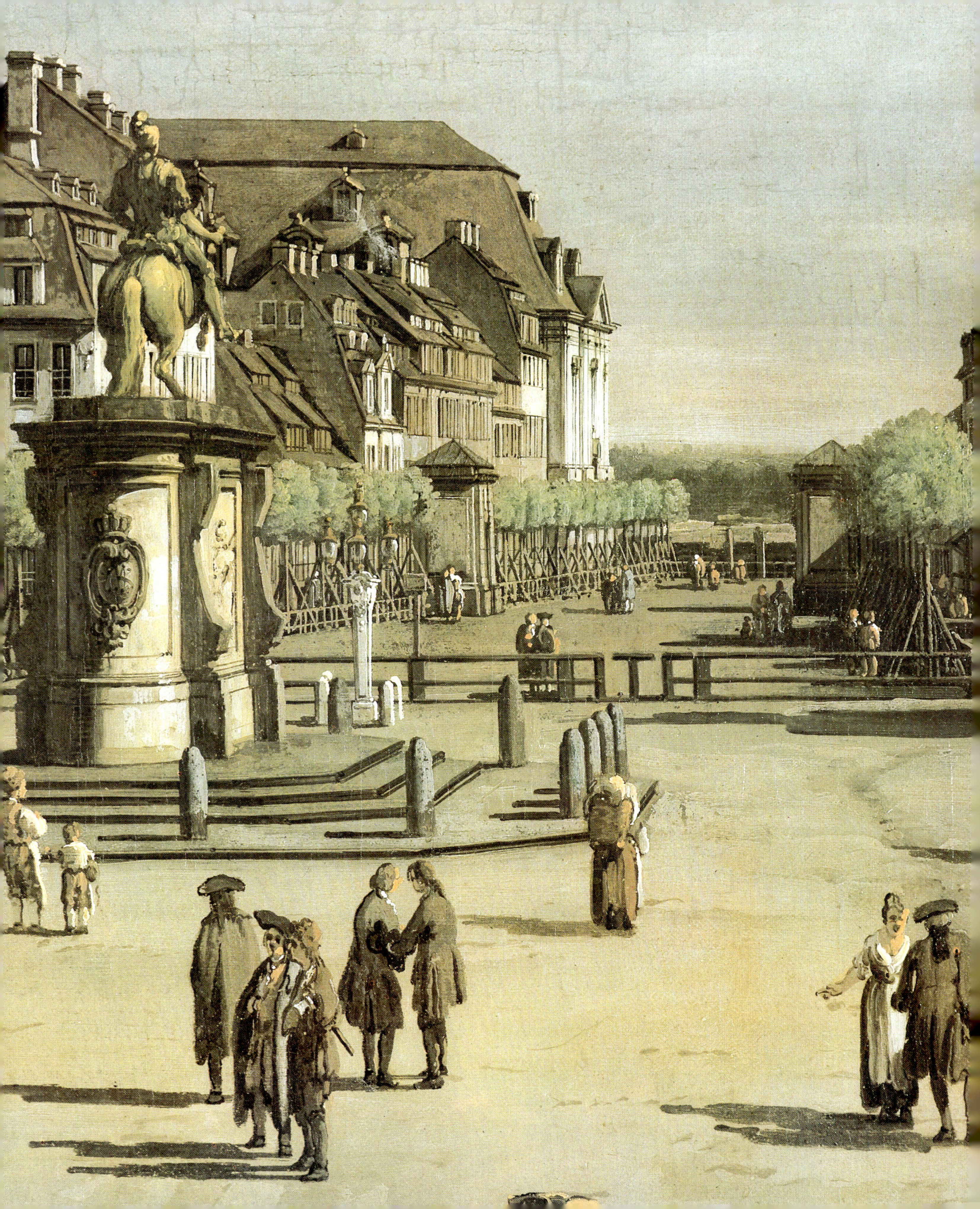

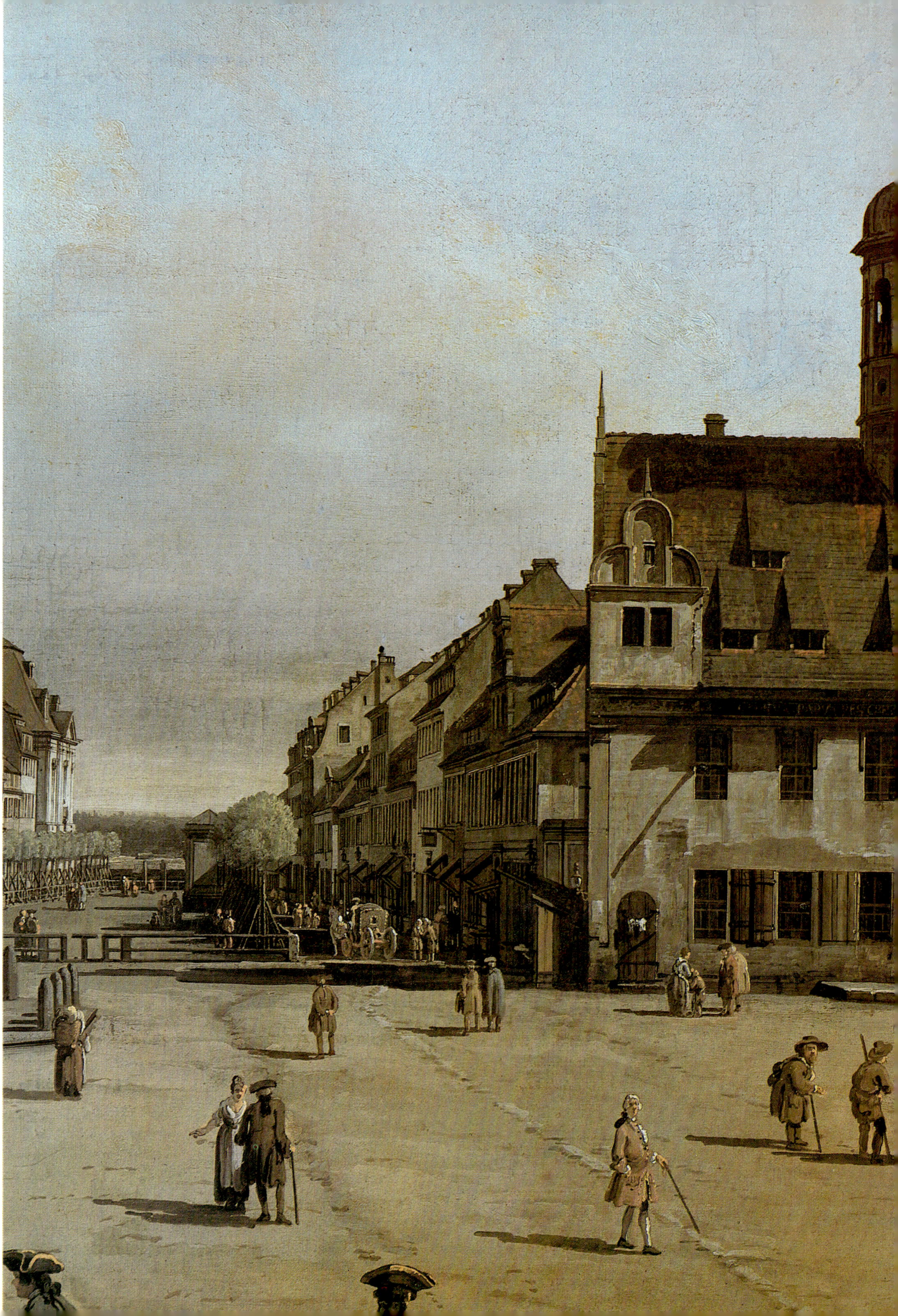

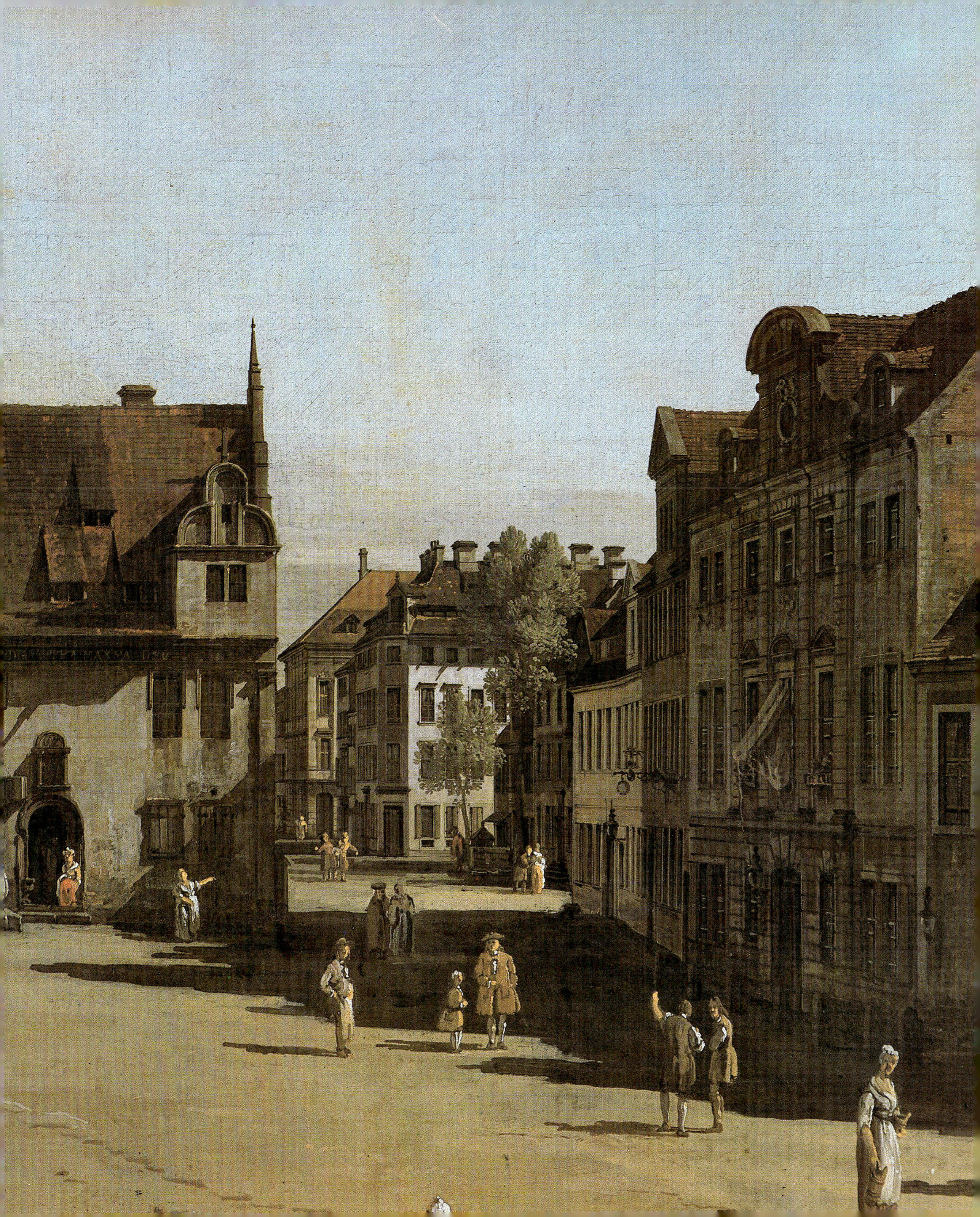

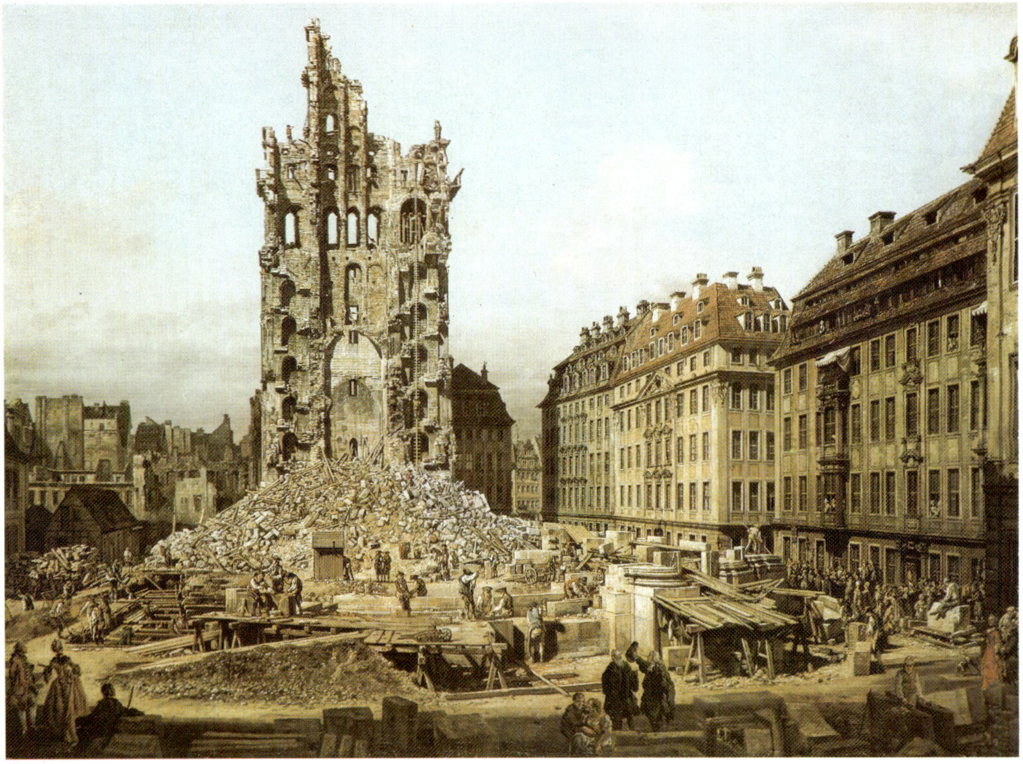

Bei der Beschießung von 1760 war die Kreuzkirche ausgebrannt, der Turm aber stehengeblieben. Er sollte beim Neubau erhalten bleiben. Da unterspülten heftige Regengüsse den 90 Meter hohen, nicht genügend fundamentierten Turm, und er stürzte am 22. Juni 1765 ein. Da man nicht wagte, den Turm zu sprengen, erklärte sich der Maurergeselle Künzelmann bereit, die schwierige Abrüstung zu unternehmen. Diese Situation stellt Bellotto auf seiner letzten Dresdner Vedute dar. Er nahm sie vom Hause des Stadtsuperintendenten Am Ende aus auf. Die Vedute zeigt in der Mitte den zusammengestürzten Turm mit der von Künzelmann errichteten «curiosen Leiter», während er mit seinen Leuten Stein für Stein abträgt (Tafel 70). Davor werken die Steinmetzen und andere Handwerker für den Neubau der Kirche (Tafel 71,72). Auf der rechten Straßenseite drängen sich die Neugierigen. Auf der linken Bildhälfte sieht man auf weitere Trümmer, darunter die der alten Kreuzschule. Auf der rechten Bildhälfte wird der Blick nach dem Altmarkt geöffnet, von dem aus die kurz vor dem Kriege erst erbauten noblen Bürgerhäuser der Kreuzgasse mit dem Einschnitt der Großen Kirchgasse bis zur Ecke des Rutowski-Palais führen. Sie wurden erst 1945 mit zerstört.

DETAILS

70 · Der zusammengestürzte Turm der Kreuzkirche mit der Leiter zum Abbau
71 · Bergungsarbeiten an den Trümmern
72 · Steinmetzen bei Wiederaufbauarbeiten vor Bürgerhäusern der Kreuzgasse

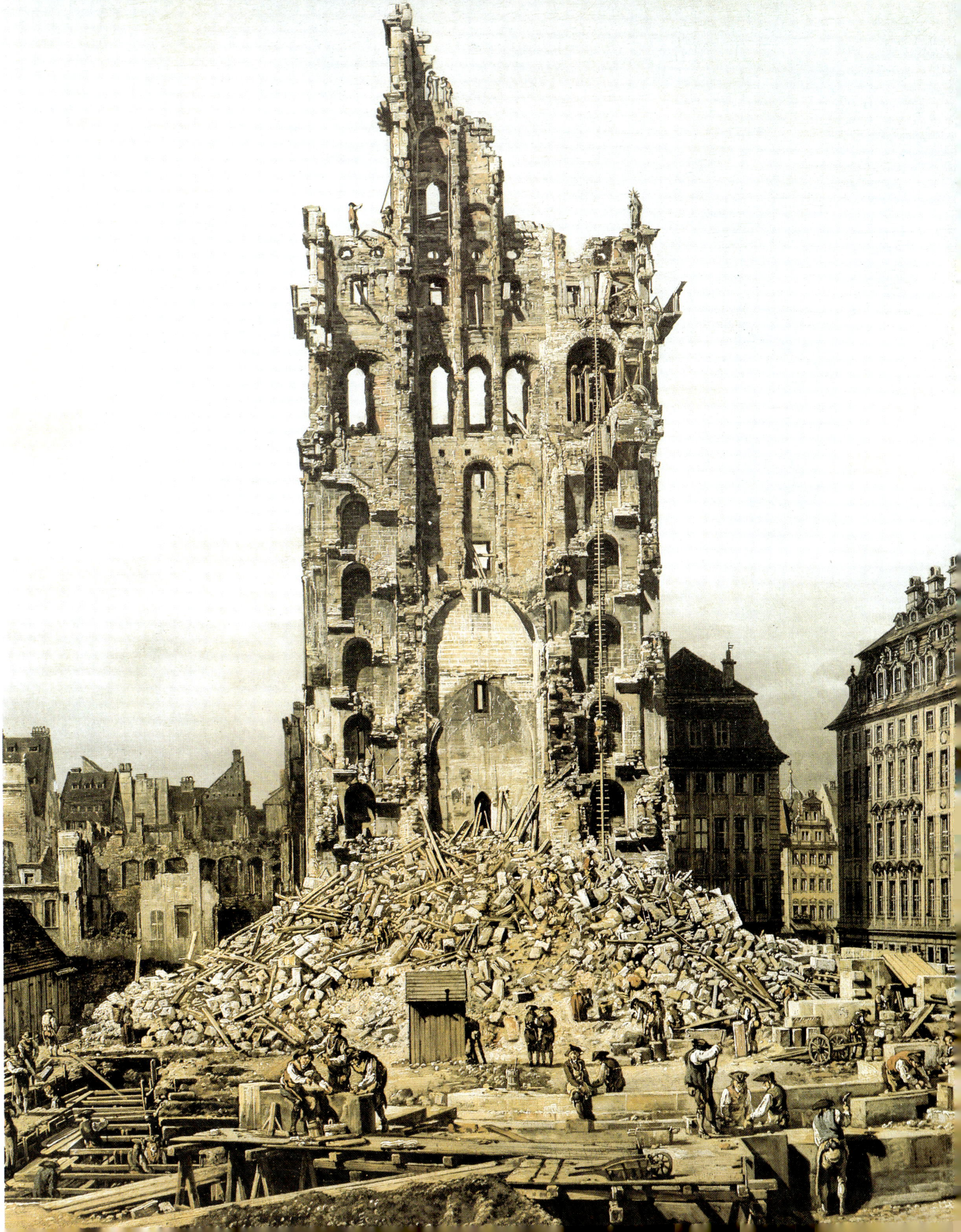

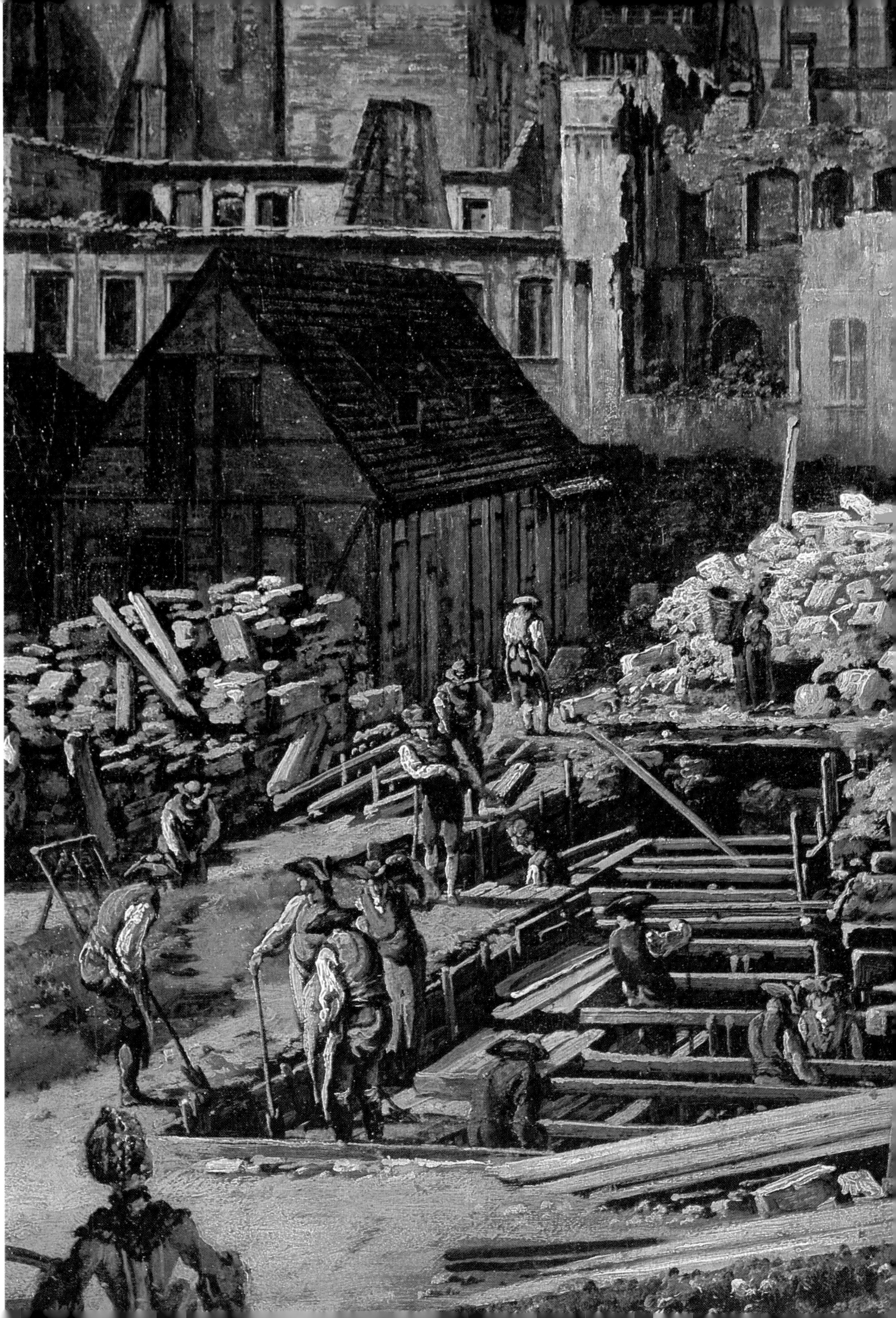

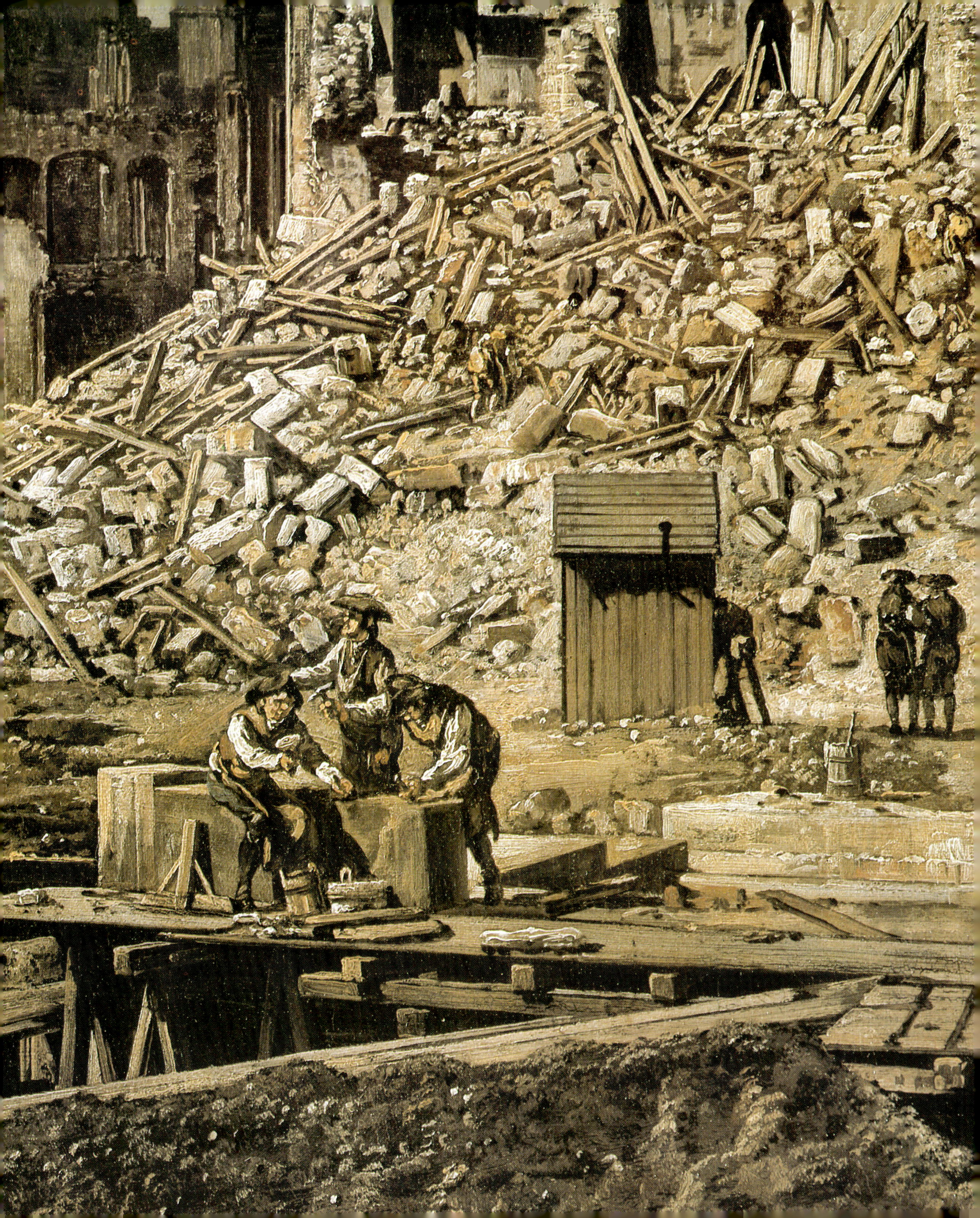

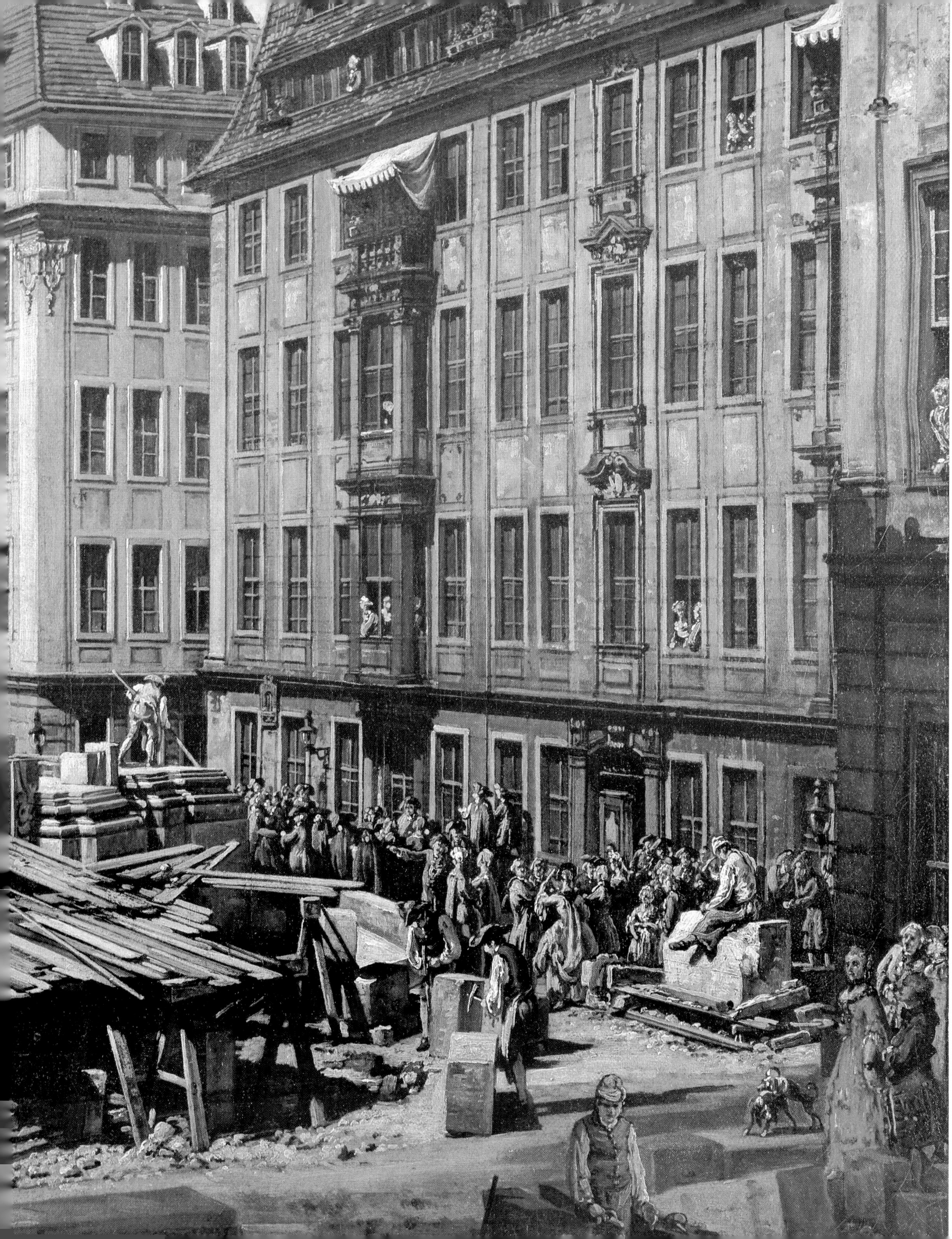

VERZEICHNIS DER GEMÄLDE UND RADIERUNGEN

G = Nr. im Inventar der Gemäldegalerie Alte Meister Dresden, K = Nr. im Werkverzeichnis von Stefan Kozakiewicz. Bei den Größenangaben steht die Höhe vor der Breite, die Radierungen sind vom Plattenrand aus gemessen.

1 · Dresden vom rechten Elbufer oberhalb der Augustusbrücke. 1747. Leinwand, 132 × 236 cm. G.Nr. 602, K.Nr. 140. Bezeichnet: «Bernardo · Bellotto · Detto Canaleto · F · Anno · 1747 · in · Dresda». *Tafel 1–8*
Radierung, 1747, 54,2 × 84,3 cm. K.Nr. 144 *Abb. Vorsatz 1*

2 · Dresden vom rechten Elbufer unterhalb der Augustusbrücke. 1748. Leinwand, 133 × 237 cm. G.Nr. 606, K.Nr. 146. Bezeichnet: «Bernardo Bellotto detto Canaleto F · ano · 1748». *Tafel 9–13*
Radierung, 1749, 54,3 × 81,9 cm. K.Nr. 150 *Abb. Vorsatz 4*

3 · Dresden vom rechten Elbufer unterhalb der Augustusbrücke (Replik zu 2 mit Belvedere). 1751/53. Leinwand, 95 × 160 cm. G.Nr. 630, K.Nr. 149. Ohne Bezeichnung. *Tafel 14,15*

4 · Dresden vom linken Elbufer oberhalb der Augustusbrücke. 1748. Leinwand 133 × 235 cm. G.Nr. 608, K.Nr. 151. Bezeichnet: «Bernardo Bellotto · Detto Canaleto F · Ano 1748». *Tafel 16–20*
Radierung, 1748, 53,3 × 82,2 cm. K.Nr. 153 *Abb. Vorsatz 2*

5 · Dresden vom linken Elbufer unterhalb der Festungswerke. 1748. Leinwand, 135 × 238 cm. G.Nr. 607, K.Nr. 154. Bezeichnet: «Bernardo Bellotto detto Canaletto F · Ano 1748». *Tafel 21–25*
Radierung, 1747/48, 53,2 × 84,2 cm. K.Nr. 156 *Abb. Vorsatz 3*

6 · Der ehemalige Zwingergraben in Dresden. Zwischen 1749 und 1753. Leinwand, 133 × 235 cm. G.Nr. 609, K.Nr. 157. Ohne Bezeichnung. *Tafel 26–29*
Radierung, 1758, 55,3 × 83,6 cm. K.Nr. 160 *Abb. Vorsatz 5*

7 · Die ehemaligen Festungswerke in Dresden. Zwischen 1748 und 1751. Leinwand, 132 × 236 cm. G.Nr. 611, K.Nr. 161. Ohne Bezeichnung. *Tafel 30–33*
Radierung, 1750, 53,1 × 83,8 cm. K.Nr. 163 *Abb. Vorsatz 6*

8 · Der Zwingerhof in Dresden. Zwischen 1749 und 1753. Leinwand, 134 × 237 cm. G.Nr. 629, K.Nr. 164. Ohne Bezeichnung. *Tafel 34–37*
Radierung, 1758, 54,2 × 82,8 cm. K.Nr. 166 *Abb. Vorsatz 8*

9 · Der Neumarkt in Dresden vom Jüdenhof aus. Zwischen 1749 und 1751. Leinwand, 136 × 236 cm. G.Nr. 610, K.Nr. 167. Ohne Bezeichnung. *Tafel 38–42*
Radierung, 1749, 54,5 × 84 cm. K.Nr. 169 *Abb. Vorsatz 7*

10 · Der Neumarkt in Dresden von der Moritzstraße aus. Zwischen 1749 und 1755. Leinwand, 135 × 237 cm. G.Nr. 613, K.Nr. 170. Ohne Bezeichnung. *Tafel 43–46*
Radierung, 1750, 54,8 × 84 cm. K.Nr. 172 *Abb. Vorsatz 10*

11 · Der Altmarkt zu Dresden von der Schloßgasse aus. 1752. Leinwand, 137 × 238 cm. G.Nr. 614, K.Nr. 173. Ohne Bezeichnung. *Tafel 47–51*
Radierung, 1752, 53,8 × 83,9 cm. K.Nr. 175 *Abb. Vorsatz 9*

12 · Der Altmarkt zu Dresden von der Seegasse aus. 1752. Leinwand, 137 × 239 cm. G.Nr. 615, K.Nr. 176. Ohne Bezeichnung. *Tafel 52–55*
Radierung, 1752, 53,4 × 84 cm. K.Nr. 178 *Abb. Vorsatz 12*

13 · Die Frauenkirche in Dresden. Zwischen 1749 und 1753. Leinwand, 193 × 186 cm. G.Nr. 617, K.Nr. 179. Ohne Bezeichnung. *Tafel 56–59*
Radierung, 1757, 84 × 53,4 cm. K.Nr. 180 *Abb. Seite 13*

14 · Die ehemalige Kreuzkirche zu Dresden. Zwischen 1749 und 1753. Leinwand, 196 × 186 cm. G.Nr. 616, K.Nr. 181. Ohne Bezeichnung. *Tafel 60–64*
Radierung, 1757, 76 × 62 cm. K.Nr. 184 *Abb. Seite 19*

15 · Der Neustädter Markt zu Dresden. 1750/51. Leinwand, 134 × 236 cm. G.Nr. 612, K.Nr. 185. Ohne Bezeichnung. *Tafel 65–68*
Radierung, 1750, 54,3 × 83,7 cm. K.Nr. 187 *Abb. Vorsatz 11*

16 · Die Altstadt Dresden vom Neustädter Brückenkopf (Rezeptionsbild). 1765. Leinwand, 99,5 × 134 cm. Ehemals G.Nr. 637, jetzt Karlsruhe, Inventar 2518, K.Nr. 296. Auf der Rückseite bezeichnet: «Bernardus Belotto de Canaletto Academiae Electoralis Artium Sodalis ad naturam pinxit Anno 1765. In Memoriam receptionis suae Academiae. D.D.D. Dresdae, d. 5. Mart. 1766 ipsa Expositionis Die».

17 · Die Ruinen der Pirnaischen Vorstadt. 1766 ?. Leinwand, etwa 93,5 × 127 cm. Jetzt in Troyes (Frankreich), K.Nr. 301.
Radierung, 1763/66, 53 × 64,8 cm. K.Nr. 302 *Abb. Seite 15*

18 · Die Trümmer der ehemaligen Kreuzkirche. 1765. Leinwand, 80 × 110 cm. G.Nr. 638, K.Nr. 297. Bezeichnet: «Bernar: Beloto De Canaletto · Fec. A. MDCCLXV». *Tafel 69–72*
Radierung, 1765, 53,5 × 64,3 cm. K.Nr. 300 *Abb. Seite 21*

LITERATURVERZEICHNIS

S. Kozakiewicz, Bernardo Bellotto gen. Canaletto, Band 1 Leben und Werk, Band 2 Katalog, Recklinghausen 1972 (Standardwerk zu allen Fragen Bellottos mit vollständigem Literaturverzeichnis)

H. A. Fritzsche, Bernardo Bellotto gen. Canaletto, Burg b. Magdeburg 1930

G. Lippold-Hälssig, Bernardo Bellotto gen. Canaletto, Leipzig 1957 und 1963

R. Pallucchini, Vedute del Bellotto, Milano 1962

H. und S. Kozakiewicz, Bernardo Bellotto, Berlin 1976

H. J. Neidhardt, Dresden, wie es Maler sahen, Leipzig 1983

Literatur über die Dresdner Schaffensperiode

F. Matthäy, Beschreibung der neu errichteten Sammlung vaterländischer Prospekte, Dresden 1834

G. Richter, Canaletto-Mappe, Dresden 1895

M. Stübel, Canaletto, Berlin – Dresden 1923

F. Löffler, Das Alte Dresden, 6. Auflage, Leipzig und Frankfurt/Main 1982

Kataloge

K. Woermann, Katalog der königlichen Gemäldegalerie zu Dresden, Dresden 1887 ff.

H. Posse, Die Staatliche Gemäldegalerie zu Dresden, Vollständiges beschreibendes Verzeichnis, I. Abteilung, Die Romanischen Länder, Dresden 1929

Ausstellung Dresden 1964, Bernardo Bellotto genannt Canaletto in Dresden und Warschau (mit Beiträgen von S. Lorentz, S. Kozakiewicz, H. Menz)

Resümee der wissenschaftlichen Konferenz, Bernardo Bellotto gen. Canaletto, Dresden 1964 (mit Beiträgen von S. Lorentz, G. Heinz, H. Menz, S. Kozakiewicz, W. Schumann)

Ausstellung Essen 1966, Europäische Veduten des Bernardo Bellotto genannt Canaletto (mit Beiträgen von P. Vogt, S. Kozakiewicz, H. Menz)

P. Zampetti, I Vedutisti Veneziani del Settecento, Catalogo della Mostra, Venezia 1967 (ebenfalls mit vollständiger Literatur bis 1967)

Abbildungsnachweis

Für die Erlaubnis zur Wiedergabe der Gemälde und für die freundliche Unterstützung dankt der Verlag der Gemäldegalerie Alte Meister der Staatlichen Kunstsammlungen Dresden. Die Farbaufnahmen fertigte Gerhard Reinhold, VBK-DDR, Leipzig-Mölkau, eigens für diesen Band an. Die Vorlagen für die Wiedergabe der Radierungen stellte die Sächsische Landesbibliothek, Abteilung Deutsche Fotothek, zur Verfügung.

INHALTSVERZEICHNIS

ISBN 3-7338-0072-9

3. Auflage 1990

Lizenz-Nr. 295/275/3231/90 · LSV 8156
Printed in the German Democratic Republic
Lichtsatz: INTERDRUCK Graphischer Großbetrieb Leipzig III/18/97
Offsetreproduktion: Völkerfreundschaft, Grafischer Großbetrieb Dresden
Druck: Graphischer Betrieb Jütte, Leipzig
Bindearbeit: Buchbinderei Südwest, Leipzig
Buchgestaltung: Horst Schuster
698 429 5
04800

1–3

4–6

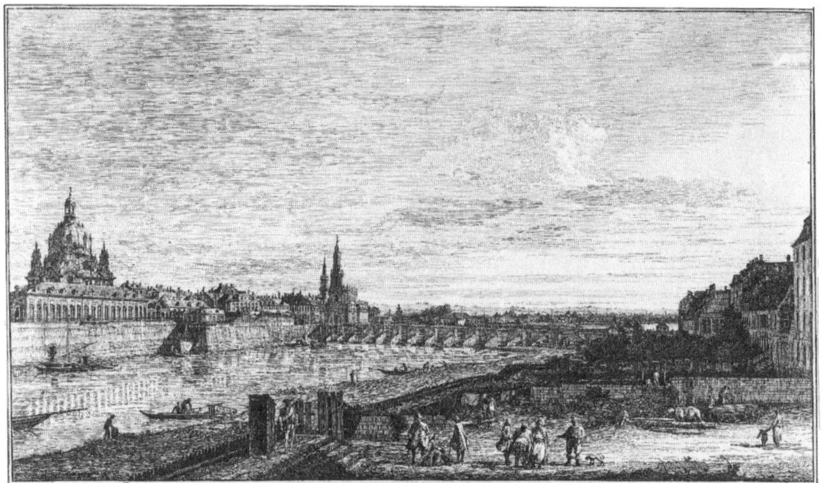

Perspective de la galerie et du Jardin de son Excellence Mgr. le Comte de Brühl Premier Ministre et des batimens contigus

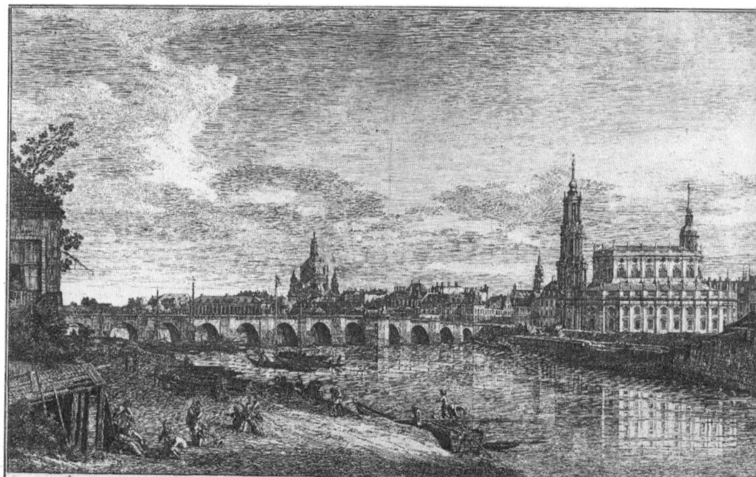

Perspective du Pont de Dresde sur l'Elbe tirée de la veue du Palais de S. M. dit d'hollande avec la part laterale de l'Eglise catolique et batimens contigus

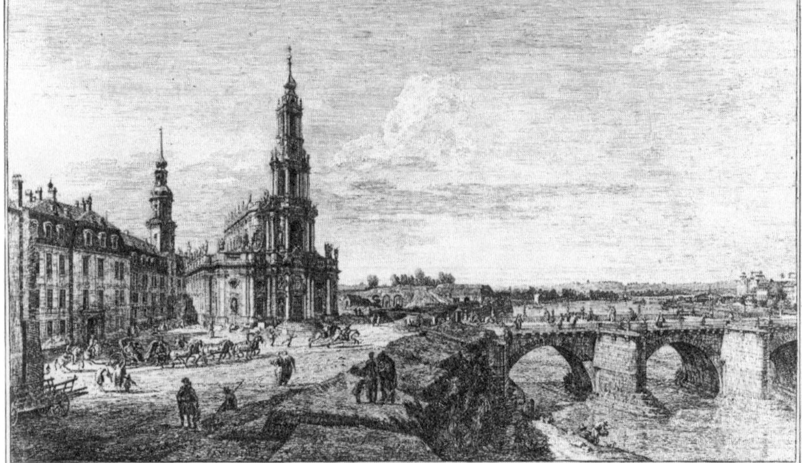

Perspective de la Facade de la Roiale Eglise Catolique avec une part du Palais de S. M. et des Environs de Neudorff sur l'Elbe, tirée du Jardin de S. E. Mgr. le Comte de Brühl Premier Ministre

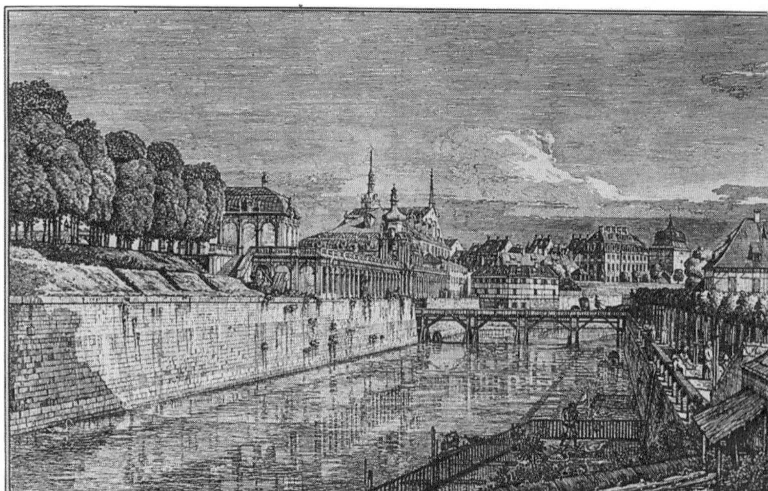

Vue laterale des Galleries du Zwinger avec le Pont, qui degage vers l'Allée d'Ostra et vers la Porte de Wilsdruff prise d'une des Serres de l'Orangerie Roiale

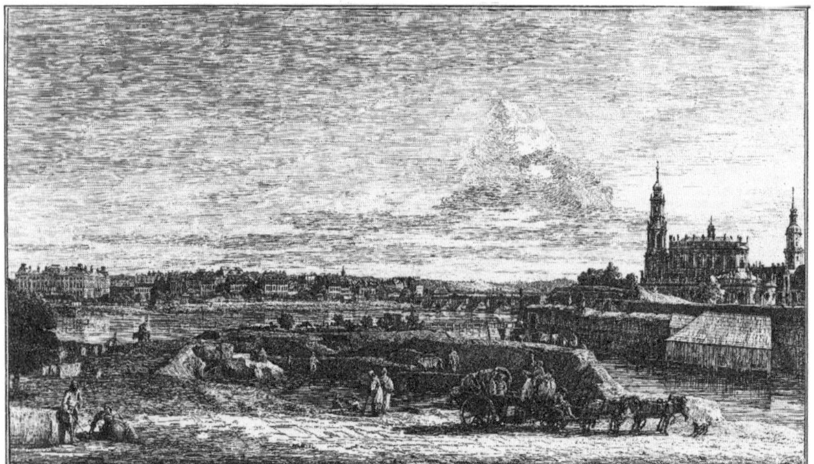

Perspective de la ville neuve, et du Palais de S. M. dit d'hollande et des Environs de la campagne de Poschwitz, avec une partie de la Roiale Eglise Catolique et des Bastions de la ville de Dresde

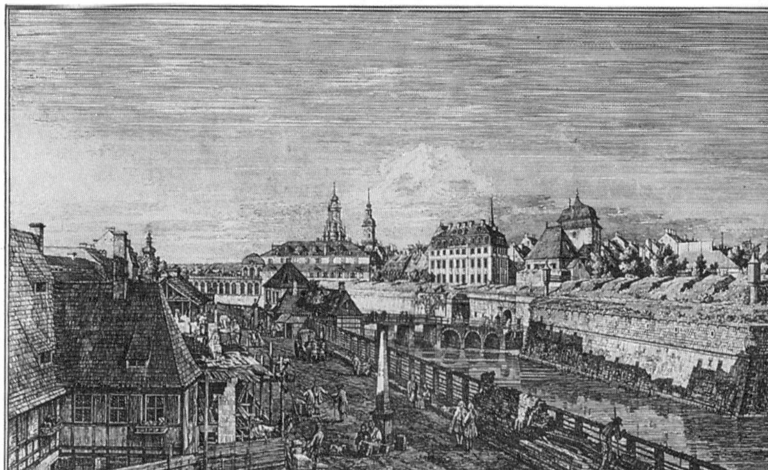

Vue exterieure de la Porte d'Wilsche Thor Rempars de la Ville de Dresden et de partie des magnifiques Pavillons ou sont actuellement la Bibliothèque Roiale et le Theatre de l'Opera.